岩波新書精选

01

过劳时代

［日］森冈孝二 著

米彦军 译

新 星 出 版 社　NEW STAR PRESS

新经典文化股份有限公司
www.readinglife.com
出　品

致中国读者

隋唐时代以来，日本在约两千多年的时间里一直努力学习中国的学术、艺术、技术和文化。日本今日之发展，即仰仗中国伟大先哲长期以来的言传身教——这样说并不为过。中国，有学恩于日本。如今，借由新经典文化的翻译和出版，岩波新书来到中国读者面前，我想，这也算是对中国学恩的一点点谢意吧。

岩波新书与中国结缘已久。岩波新书创刊于 1938 年。前一年，日本加剧对中国的侵略，岩波书店创始人岩波茂雄对独断专行、破坏中日友好的军部感到强烈不满，遂决心创刊岩波新书。要想抵抗日益猖獗的军国主义思潮，首先必须要做的，就是实事求是地了解中国。岩波茂雄秉持着这种信念，最终选择了《奉天三十年》作为创刊的首部作品。

《奉天三十年》是 19 世纪末至 20 世纪初，在当时的沈阳努力推行医疗普及的爱尔兰教会医师克里斯蒂的回忆录。这本著作除了向读者展示了当时满洲发生的事情和民众的生活外，还是一本即便以今天的标准来看也颇有学术价值的著作。作为东亚的朋友，对中国人民怀有深切感情的岩波茂雄深受克里斯蒂的触动，将其回忆录翻译出版，以此开始了岩波新书的历史。

承先行者之志，岩波新书此后又出版了许多以中国历史、社会、文化、艺术为题的书籍。自创刊以来及至今日，由岩波新书发行的、以中国为主题的书籍已达140余册。我们对于中国的关注和热情从未衰减，对于岩波新书而言，"中国"已成为身边不可忽视的存在。

那么何谓"新书"呢？或许有必要向中国读者再次进行说明，因为新书是诞生于日本的独特出版物。

新书最大的特点是它"小而紧凑"。在字数上，新书大约在十万日文字左右。标题简练，通俗易懂。若是部头过大，则十分难读；若部头过小，则不能尽兴。而取其中庸的新书正符合日本人喜爱轻快节奏的心性。日本人就是喜欢新书这类书籍的人。

据说，目前日本已经出版了一百多种可称为"新书"的书籍。除岩波新书外，中公新书、讲谈社现代新书、筑摩新书、集英社新书、光文社新书等，以出版社冠名的新书种类数不胜数。各大出版社相互竞争，每月合计发售数十本新书。诸位读者日后来日本旅游时，也可顺路看看日本的书店。日本的书店会有一个"新书区域"，在这个区域，你会看到如同百花齐放般热闹的景象。

在百花齐放的新书领域，岩波新书是第一个在日本发行新书的老字号。创刊八十年以来，我们时时刻刻在满足着日本读者的求知欲和好奇心。岩波新书的一大特色就是其内容的可信度高。

我们在各个领域拥有最权威的学者、编辑和作家，产出了许多可称为名著的作品。在岩波新书出版著作是一件很有荣誉的事，这已经是日本各界达成的共识。

岩波新书擅长的领域是学术和纪实。畅游在学术世界里的学者为将思考和研究成果凝聚成一本小小册子而倾注心血，执笔著述。行走在"真实"世界中的新闻工作者则冷眼审视时代变迁和社会动向，以锋利的笔触向世人传递信息。无论在哪一领域，以满腔热血活跃在第一线，这就是岩波新书。

日本有一个词叫"修养新书"，这也可以说是岩波新书的代名词。读者可以在书中养性修身，进而构筑一个美好社会和世界，这便是岩波新书的目标。不止步于获取知识，而是将获取的知识与自我的生活、生命相连接，所谓"修养"就在于此。将更多的"修养新书"带到这个世界，这就是我们岩波新书的使命和理想。

此次经新经典文化发行的岩波新书，是我们从出版的 3200 本书中严格挑选出来的。无论哪一本，都是了解日本历史、文化、社会的绝佳书籍，对此我们深信不疑。

最后，我想向中国读者，以及从中牵线搭桥的新经典文化主编杨晓燕女士和各位翻译、校阅的老师致以深深的谢意。已经捧得本书的读者，希望这本书能够成为你美好的人生伴侣。

岩波新书主编　永沼浩一
2018 年 8 月

推荐序

森冈孝二教授的著作《过劳时代》中译本即将问世。据我所知，这是第一部国外关于过度劳动问题的研究著作在我国翻译出版，是件很有意义的事。

对知情人来说，这中间还藏有惋惜与唏嘘。

我与森冈教授几年前通过过劳研究的学术成果相知，但是，谋面只有两次。一次是去年5月，在东京，是一位日本朋友——爱媛大学的长井伟训教授安排的，我们初见如故，做了深入的学术交谈，达成了中日两个相关学会建立工作关系的共识。一次是今年6月初，在北海道札幌，受森冈先生担任会长的大阪过劳死防止协会的邀请，参加中日韩过劳死防止学术研讨会期间。与森冈先生的交往，给我留下了深刻的印象，特别是他不顾身患比较严重的心脏病，每日仍然勤奋工作，我多次在第二天看到他深夜两三点发的邮件。

两天前，也就是8月26日，新经典·琥珀主编杨晓燕女士联系到我，邀我为《过劳时代》中译本写个序言。此时，我才知道森冈先生的遗作马上在中国问世，才看到他自己写的中文版自序，并惊诧地发现序言落款时间是 2018 年 7 月。我知道，8 月 1 日，这位长期进行过劳研究、著述颇丰的日本关西大学的著名教授，却因严重过劳，心脏病发作而离世。也就是说，他是在序言写就后不久逝世的。噩耗传来，我实在感到悲痛，本想和他好好合作，把双方的交流深入下去，他却突然不在了。

森冈教授的遗作《过劳时代》是日本久负盛名的岩波书店出版的丛书——"岩波新书"中的一部，2005 年问世，迄今已经再版 20 余次。之所以受到读者持续而广泛的瞩目，缘于该书论说的话题是日本广大工薪阶层和社会研究者十分关注的问题。作者用易于理解的通俗描述手法，从全球化、信息社会、管制放松、被消费所改变的雇佣劳动、股价至上的经营、劳动时间、劳动基准等视角着眼，用大量的案例、数据以及其他证据，细致地讨论了日本社会严重过劳的各种现象，以尖锐的观点，严厉批判了日本深陷其中的社会性灾难——过劳及过劳死。作者客观分析了过劳的成因，并从劳动者、工会、企业、法律制度几个方面提出了一系列缩短劳动时间、消除过重劳动的具体对策。

值得注意的是，作者的视野不仅仅停留于日本，他在第一章就以严肃的笔触讨论了美、英、德、法等国的过劳问题，借助翔实的数据，指出时代正从劳动时间缩短向过劳转换，过度劳动正在全世界蔓延。

该书的主要内容虽然揭示的是日本社会的劳动问题，然而对于中国的读者来说，不啻是一面镜子，具有特别的阅读价值。

2006年，我看到韩国媒体上一份中国每年60万人过劳死的报道，十分吃惊。我内心质疑，从没听说业界有人做过中国过劳死问题的调查。另外，中国并没有过劳死的医学的、法律的判定标准，韩国媒体怎么知道中国每年60万人过劳死的？虽然有强烈质疑，但是，我认识到中国的过劳问题已不容忽视，这样，我开始涉足过劳问题的研究。很快，我和我的博士生、硕士生研究团队惊异地发现，中国的过劳问题十分严重，而相关研究又是如此薄弱。

这些年我们的调查研究从对象来说基本上属于人才范畴，主要着眼于知识工作者，有教师、医生还有包括企业高管在内的各类知识员工，另外，我们还做了大量的文献研究。从目前的研究结果看，我认为，我们还没有从劳动的角度给予人才健康保护问题足够的重视，或者说远远没有像培养人才、发现人才、选拔人才、使用人才那样重视。部分人才的严重过劳状况已经到了必须引起高度重视的程度了。

先看看一项调查结果。2012年8月底至9月初，《小康》杂志社联合清华大学媒介调查实验室，在全国范围内开展"中国休闲小康指数"调查。该调查结果显示，2011—2012年度，69.4%的受访者存在着不同程度的超时工作问题，其中42.4%的受访者每周工作40~50个小时，18.5%的受访者每周工作51~60个小时，5.5%的受访者每周工作61~70个小时，1.8%的受访者每周工作71~80个小时，1.3%的受访者每周工作80个小时以上。

再看看我们的几项调查研究结果。我们课题组分别在 2007 年对北京地区的政府机关、科研、学校、医院、新闻等事业单位，国有企业、外资企业（含港、澳、台资企业）、私营企业和其他（针对灵活就业人员）等六类单位的白领雇员，在 2009 年对北京市高校教师，在 2010 年对北京市中关村和 CBD 企业知识员工（北京哲社重点课题），在 2015 年对全国高校教师进行了调研。各项调查结果均表明：每周工作超过 50 个小时的人超过调查对象的 30%，超过 60 个小时的人占近 10%。

在 2010 年对北京市中关村和 CBD 企业知识员工的过劳调研中，我们选用了日本过劳死预防协会提出的过劳死 10 大危险信号来判断调查对象过劳的严重程度。按照这个评判标准：10 项症状出现 2 项及以下为过劳死"黄灯"警告期；3 ~ 6 项为过劳死"红灯"预报期，说明已经有了过劳死的征兆；6 项以上为"红灯"危险期，可定为疲劳综合症，已进入随时可能过劳死的状态。调研结果表明，处于红灯危险区的人员为 26.7%。情况十分严峻。

媒体以"过度劳累""过度劳动"等原因报道的人才猝死个案频发，也印证了部分人才过劳情况的严重性。人才的过劳而逝，特别是有特殊贡献的人才过劳而逝，不仅给其家庭，也给国家、给社会带来了极大的损失。例如，2012 年，年仅 51 岁殉职的歼-15 飞机研制现场总指挥及沈飞集团董事长兼总经理罗阳；2017 年 1 月离去的 58 岁国际知名战略科学家黄大年。

虽然我国还没有关于过劳死的医学的、法律的判定标准，但是客观上过劳死是存在的，严重的过劳有可能导致过劳死（包括过劳自杀）。严重过劳还会带来很多不良后果。仅从经济上看，严重过劳很大地损失效率，易引起各种生产事故、交通事故，造成直接经济损失。过度劳动还会造成包括因健康损害消费萎缩效应、人力资本回报收益下降效应等后果，另外，还有就业排斥、挤出效应等多种间接经济损失。我们的初步研究表明，我国因严重过劳造成的经济损失是巨大的，损失十分惊人。

多年来，与严重过劳状况和过劳带来的一系列问题相比，我国关于过劳问题的研究状况实在是太令人沮丧了。虽然与 10 年前相比有了很大的进展，但是迄今，我国严重的过劳问题没有得到相关理论界、学术界、研究机构的重视。可以肯定，对问题的研究严重滞后是人们忽视劳动过程中过劳对健康损害的重要原因。

从国内过劳问题研究的演进来看，1990 年可以认为是该领域研究的元年。那年，我国出现了第一篇关于过劳的论文，不过此后的 10 年，总计只有 21 篇相关论文发表，其中多是介绍国外情况的文章。直到 2005 年以后，这个领域才开始受到关注，参与研究的学者以及研究的成果逐渐增多。

可以看到，国外学者对于过劳问题进行系统、专业的研究，例如医学方面的研究已有近百年的历史，进而可以看到一些学者在这个领域的研究时间持续很久。从研究领域来看，发达国家对该问题的研究基本上都经历了从医学研究长期独领风骚到后来多学科参与的过程，以经济学、法学视角开展研究的学者在上世纪

90年代才逐渐增多，如川人博、森冈孝二、井泽慎次、冈村亲宜等日本学者。从刊文期刊的情况来看，发达国家关注过劳问题的期刊数量较多，分布的期刊学科类别比较丰富。

从研究人员上来看，国内学者一年之中发表数篇过劳研究文章，而后再不见成果的现象较为明显。在发刊期刊方面，我国关注过劳问题的期刊很少，比较重要的也只有主要刊载经济管理类文章的核心期刊《中国人力资源开发》和CSSCI期刊《人口与经济》两种。与发达国家过劳问题研究的学科结构相比较，我国的过劳问题研究在学科分布和演进路径上呈现出完全不同的发展，迄今，国内的研究更偏重于经济学和法学，其他相关的重要学科，例如医学、心理学鲜有研究成果。

经济学视角的研究首先发展起来，这应该与改革开放后我国经济快速发展，经济学迅速提升与活跃，经济学的重要分支——劳动经济学的研究视角不断扩展不无关系。在劳动力市场、就业、收入分配、劳动保障、人力资源开发等方面研究继续受到深耕的同时，近年在劳动关系、人力资本领域的研究呈现出不断升温的态势。情况很严重而相关研究基本属于空白的过劳问题也在这样的背景下，开始受到劳动经济学者的关注，这既反映了中国劳动经济研究发展路径的某种偶然，也投射出中国过劳问题研究学科结构独具特色的一种必然。在这方面，我国虽然不必照行发达国家的路径，但是，医学、心理学、社会学等学科的缺位对我国过劳问题研究的全面、系统、深入的综合发展是极为不利的。

结合人才健康保护的过劳问题研究，我认为，未来一段时期，包括医学、生理学、工程学、心理学、经济学、法学、管理学、社会学等自然科学与社会科学在内的多学科基础理论研究和应用研究应该并举，研究应主要包括六个方面：第一、各类人群过劳现状的研究；第二、过劳程度的测量工具与技术方面，特别应重视加强量表本土化的研究；第三、过劳的成因方面的研究，特别要通过量化研究计算出不同成因的影响力的大小，从而针对主要影响因素提出针对性强的对策建议；第四、过劳造成的后果方面的研究，过劳给个人带来的危害，给用人单位、给全社会带来的经济损失和社会性损失，比较准确地估算出过劳给整个国家带来的经济损失；第五、推动相关法律、法规建设方面的研究以及个人、用人单位、社会等多层面的对策研究，推动减缓过劳、即时测量过劳种类、程度的工程技术类研究；第六、开展国外情况与国际经验研究。

森冈先生在其前言中提到的中国适度劳动研究会是中国人力资源开发研究会所属的二级学会，于 2012 年成立。该学会致力于组织、集聚全国适度劳动特别是过度劳动各相关问题研究的学者，展开包括国际合作与交流的各项活动，到去年为止已举办了六届年会。去年 5 月，学会在海南博鳌召开年会暨学术研讨会，邀请日本和韩国的学者参会，森冈先生因心脏病遵医嘱未能光临，但派了他的代表参会并做了发言。今年 6 月，森冈先生以会长的名义邀请学会成员到日本北海道参加"中日韩过劳死防止学术研讨会"，会议研讨深入，大家获益颇丰。会后，双方商定今后密切合作，加强交流。没想到他的突然辞世竟使得那次分别成为我们最后的诀别，使得我们共同期待的新的交流戛然中止，令人扼腕。

所幸，森冈先生的遗作将在中国出版，这将令我们能够继续受益，这应该也是森冈先生的遗愿吧。

谨作此序追思为消除过劳的事业而奋斗病逝的日本著名学者森冈孝二先生。

首都经济贸易大学教授　杨河清

2018 年 8 月 28 日

中文版自序

本书日文版于 2005 年出版，承蒙读者喜爱，至今已再版 12 次。今年 4 月，韩文版《过劳社会》也已出版。

我在本书中指出，20 世纪 80 年代至 21 世纪初，全世界范围内的劳动时间缩短趋势已然停止，"过劳"再次成为社会问题，引发关注。而这一转变的背后，是全球化发展、信息通信革命、消费社会的成熟、雇佣与劳动限制的放宽、新自由主义意识形态席卷世界等资本主义的划时代转变。

如今这些转变仍在继续。就全球化而言，世界新兴国家在这一时间内实现了经济的飞速发展。其中，中国尤为抢眼。从 IMF（国际货币基金组织）统计的 1988 年至 2018 年世界各国名义国民生产总值曲线来看，美国与日本的名义国民生产总值增速分别止于 3.9 倍和 1.7 倍，而中国则高达 34.2 倍。1988 年，中国名义国民生产总值尚处世界第八位。然而到了 2018 年，中国已超越日本跃居第二位，并预计在 2030 年之前超越美国，成为世界第一经济大国。

在这一经济活动全球化的背景下，日本企业不得不与经济高速增长的新兴国家展开较量。为削减劳动成本，日本企业被迫采取非正式雇佣制度，即增加兼职员工、派遣制员工等低薪金、按时计酬的员工。但另一方面，许多正式员工也因工作时间延长、裁员、降低工资等问题承受着越来越大的压力。从目前状况来看，劳动基准已突破底线。而这样的全球化劳竞争势头仍将在未来继续发展。

从信息通信革命来说，1997 年，日本的网络利用率（6 岁以上人群的个人普及率）为 9.2%。但是到了 2013 年，该比例突破 80% 后，日本的网络利用率便止步于此，直至今日。近几年登上历史舞台的智能手机在 2010 年时使用率仅为 9.7%，但是到了 2017 年，日本全体国民的智能手机使用率已超过 70%，在 20 岁及 30 岁年龄段甚至达到 90% 以上（以上数据均来自日本总务省《信息通信白皮书》，2018 年）。

我在本书中谈到，随着信息通信技术的戏剧性发展以及工作速率的大大提高，基本单位时间内的竞争变得愈发激烈。与此同时，各类通信手段也使工作时间与个人时间之间的界限逐渐模糊，不管人在哪儿，工作总是如影随形。在本书出版后，这种信息化带来的新型过劳问题仍将不断加剧，人们所承受的工作压力和精神负担也将越来越大。

本书成稿时，日本社会正开始以"格差社会"一词来形容低薪劳动者不断增加、经济上的不平等不断扩大的问题。紧接着，"working up"一词又成为反映日本社会问题的流行语。另外，2004年戴维·K.希普勒于美国出版的《穷忙》（*THE WORKING POOR*）一书也于2007年在日本出版（森冈孝二、川人博、肥田美佐子译，岩波书店）。

也是在这个时期，年轻一代开始广泛使用"黑心企业"一词来指代"不想就职的公司"。许多黑心企业要求员工没日没夜地加班，然而加班费要么少得可怜，要么干脆没有。另外，在黑心企业成为社会问题的同时，长时间劳动以及工作压力导致的过劳自杀（虽与狭义上的过劳死——心脑疾病突发致死有所区别，但在抑郁症等精神障碍导致自杀这一点上，这种过劳自杀无疑是一种广义上的过劳死）也成为年轻一代的多发病症。

以兼职员工为代表的大多数非正式员工都是短时工。因此，当非正式员工占所有员工的比例升高时，所有员工的平均劳动时间便随之下降。从总务省发布的《劳动力调查》来看，从半世纪以来平均劳动时间最长的1988年一直到2015年，每周工作不满35小时的短时工比例由12%攀升至了30%（男性由5%至12%，女性由24%至47%）。同一时期，所有劳动者的年均劳动时间也随之由2480个小时降到了2044个小时，降幅高达300小时以上。

但是，只看所有劳动者的平均数值根本不足以讨论日本人的过劳问题。近年来，女性长时间劳动导致过劳死的问题也开始受到人们的关注，但从整体来看，男性正式员工的过劳问题更为严重。2016年，每五年实施并发布的《社会生活基本调查》结果显示，男性正式员工的每周劳动时间为 53 小时，换算成每年则超过 2700 小时。这一数据与日本 20 世纪 50 年代的劳动时间基本无异，这就意味着第二次世界大战以后，日本男性正式员工的长时间劳动问题从未得到解决。

即便在全世界范围内，日本也是长时间劳动问题最为突出的国家，这是众所周知的。综合经济合作与发展组织（OECD）关于正式员工的劳动时间调查数据以及日本《社会生活基本调查》数据来看，日本男性正式员工比英美两国男性每周要多工作大约 10 小时（每年 500 小时），比德法两国男性多大约 12 小时（每年 600 小时）。

即便罗列以上数据，也不能说明日本过劳死职场中的超长时间劳动问题。本书日文版出版时，曾在富士通子公司担任 SE（系统工程师）、于 2006 年 1 月过劳死的西垣和哉（27 岁）正处于其业务最为密集的时期，他曾一个月内加班 129 小时，连续工作高达 37 小时。另外，著名大型广告公司电通也发生过类似事件。毕业于东京大学的新员工高桥茉莉（24 岁）仅入职 8 个月，便于 2015 年 12 月过劳自杀。2016 年 10 月，该事件一经对外公布便引起了前所未有的高度关注。经劳动基准监督署确认，高桥在出现症状前的一个月内曾加班长达 105 小时。在这期间，她还遭受着来自上司无休止的骚扰。

在现代日本，员工拼上性命的长时间劳动之所以能被容忍，是因为《劳动基准法》不过是漏洞百出、有名无实的法律。该法虽规定用人单位不得命令员工每天工作超过 8 小时、每周超过 40 小时，但事实上，用人单位只要与由超过半数员工组成的工会或者可代表工会的过半数员工代表签订名为"三六协议"的劳动合同（基于《劳动基准法》第 36 条的关于非正常上班时间及节假日工作的劳动合同），并向劳动基准监督署提交申请，便可无限制地驱使员工工作。在中小企业中，未签订"三六协议"但依然命令员工长时间加班的企业也不在少数。

日本的过劳问题有以下几点特征。一、"三六协议"使得劳动时间上的限制被解除。二、存在"男加班，女兼职"的性别分工。三、长时间加班常态化，无偿加班泛滥。四、工会缺少对加班的限制力。可以说，第二点及后面的几点特征皆是由第一点特征衍生出来的。

到了 1998 年，旧劳动省（现厚生劳动省）大臣对外宣布，政府将在基于"三六协议"的非正常劳动时间上设置每天 15 小时、每月 45 小时、每年 360 小时的上限。但是，该限制并不包括节假日劳动，同时还缺乏法律强制力，仅是目标性的指导标准而已。此外，该限制还存在一定的漏洞。只要事先说明需要解决临时性特殊问题，如预算、结算或其他业务繁忙、交付期临近、需要应对大规模投诉以及机器问题，等等，并同时签订附有特殊条款的合同，用人单位便可以超过上述限制自由地延长劳动时间。与此同时，建筑、驾驶、研究开发等业务甚至不适用于限制延长劳动时间的指导标准。而在后文提到的"劳动方式改革"中，此种状况的大框架也未发生变化。

工会如果有实力的话，便可以制止"三六协议"带来的劳动时间的延长。但实际上，由于工会成员要以加班费来补贴薪资低下带来的缺口，大多数工会对限制和缩短劳动时间并不积极，也接受允许了可导致过劳死的超长时间额外劳动的"三六协议"。

安倍政府以"劳动方式改革"为名，在劳动时间制度方面提出以下几点改革措施。第一，扩大裁量劳动制。在劳资双方签订的一定时间内进行劳动，即便多劳动也不支付加班费。第二，建立"高度专业制度"，将大企业的骨干正式员工排除在劳动时间限制之外。第三，为使可导致过劳死的长时间劳动合法化，给加班时间设置上限。其中，第一点明显是基于虚假数据提出的方案，因此很快被从法案中删除。但关于第二点和第三点，政府却无视在野党和社会舆论的反对，在先前的通常国会会期末强行通过了法案。

然而另一方面，消灭过劳死的社会运动也在不断壮大。2014年6月，"反思全国过劳死家庭会"与"过劳死辩护团全国联络会议"等运动热烈展开并开花结果，由议员提出的《过劳死等防止对策推进法》（简称《过劳死防止法》）得到议会一致通过，并于同年11月开始施行。与此同时，"过劳死等防止对策推进协议会"成立，此前计划的过劳死防止政策纲要也于2015年7月由内阁会议决定。此外，过劳死等实际状况的调查研究、过劳死预防启蒙、协商机制的完善、对民间活动的支持也在同步进行中。

但即便如此，包括过劳自杀在内的过劳死仍然频繁发生。截至目前，《过劳死防止法》与政策纲要在防止过劳死的问题上并未表现出明显有效的征兆。

《过劳死防止法》施行三年后，政府重新评估了政策纲要，并于前段时间决定了新的政策纲要。从民间团体"过劳死防止中心"进入"过劳死等防止对策推进协议会"的7名委员要求新政策纲要明确过重劳动对策，编入职场骚扰的防止措施，明确用人单位及工会的责任和义务，导入间歇休息制度以确保当天下班至次日上班之间有一定的休息时间，强制要求企业严格把握劳动时间，考虑青年、老年以及残障人士的特殊性而非一成不变地对待所有员工。这些要求虽然在很大程度上被反映在了新的政策纲要中，但受制于现行的《劳动基准法》，在限制和缩短劳动时间这一点上，新政策纲要依然有很大缺陷。

过劳死作为严峻的社会问题被日本国民所熟知，是始于1988年的"过劳死110热线"（律师团开设的集中电话咨询服务）。"过劳死110热线"开设之初，过劳死仅被视为日本特有的社会问题。然而到了今天，过重劳动与过劳死已成为世界性问题，尤其在韩国和中国已日趋严峻。有鉴于此，过劳死防止学会在今年6月2日至3日于札幌市北海学园大学举办的第四届大会上进行了"中日韩·过劳死防止国际研讨会"。本次大会有12名中国学者及9名韩国学者参加。

在本次研讨会上，中国适度劳动学会会长杨河清教授（首都经济贸易大学）针对中国过劳问题的研究现状做了报告。韩国过劳死预防中心事务局局长郑秉旭律师对韩国的过劳死预防运动进行了报告。最后，日本过劳死律师团代表干事松丸正律师对过劳死110热线运动开展30年的状况进行了报告。

进入21世纪，中国关于过重劳动和过劳死的研究逐渐扩大。2012年，"中国适度劳动研究中心"（现在的"中国适度劳动学会"）成立，并对劳动时间、过劳、精神压力、健康管理等问题进行了跨学科研究。去年9月，韩国多个劳动、市民团体组成"过劳死OUT共同对策委员会"。同年11月，"过劳死预防中心"成立。同时，在总统文在寅的努力下，韩国《勤劳基准法》于去年修订。从今年7月开始，此前的"每周68小时勤务制"将向"每周52小时勤务制"逐步转变。与此同时，每周40小时之外的加班时间上限被设置在了12小时，而此前利用行政解释使其适法的每周16小时的节假日劳动也被废止。

在距今150多年前的1866年9月，"国际工人联合会"在日内瓦召开。大会基于马克思起草的《临时中央委员会就若干问题给代表的指示》提出："限制工作日是一个先决条件，没有这个条件，一切进一步谋求改善工人状况和工人解放的尝试，都将遭到失败。……我们建议通过立法手续把工作日限制为8小时。"并宣布将八小时工作制作为世界劳动运动的共同目标。

1886年5月1日，美国工人举行芝加哥大罢工以要求八小时工作制，此即五一劳动节的起源。1917年俄国十月革命爆发，八小时工作制在世界上首次以一国一般法的形式公布。1919年，刚刚成立不久的国际劳工组织（ILO）通过了第一号公约，规定工业、工厂的工作时间每天不得超过8小时，每周不得超过48小时。

时间已过近百年，距离日本首次确立八小时工作制的1947年《劳动基准法》出台也已过去70多年。然而直到今天，日本规定每天工作8小时、每周工作40小时的法律仍是一纸空谈。必须要说，即便保守估计，现实中的日本全职员工每天也要工作10小时，每周工作50小时。

日本的长时间劳动是阻碍中韩两国缩短劳动时间的重要原因。相反，中韩两国的长时间劳动是推进日本长时间劳动进一步加剧的重要原因。不只是中日韩三国，在劳动时间问题上，全世界的员工都在与经营方进行着艰难博弈。如果中日韩三国乃至世界各国的劳动者不能齐心协力，这场博弈的胜者将不会是劳动者一方。

马克思和恩格斯在1948年的《共产党宣言》中呼吁："全世界无产者联合起来！"然而，全世界劳动者首先要联合起来完成的任务，是限制和缩短劳动时间。

这便是隐藏在本书中的秘密，希望读者诸君能够从中领悟这一点。

关西大学名誉教授　森冈孝二

2018年7月

目 录

序章　过劳的悲鸣声声入耳

"过劳死诊断电脑" 因为过劳而瘫痪

过劳引起过劳死和压力疾病，损害健康，如今已成为许多企业的共同问题。

从 2002 年开始，东京劳动局对总部设在东京且规模超过 300 人的企业的员工健康管理情况进行了调查。2004 年的调查结果（2005 年 2 月公布）显示，在回答调查问卷的 1071 家企业（问卷回收率为 28%）中，有 36%（382 家）的企业表示，存在"被认为与心脑疾病发作密切相关"的过重劳动现象（每月加班 100 小时，或 2~6 个月内平均每月加班时间超过 80 小时，其中含节假日加班，比 2002 年度的 25% 增加了 11 个百分点。有 22%（238 家）的企业表示，今后有可能让员工进行过重劳动。如果把这些企业都算在内的话，2004 年的调查中共有 58%（620 家）的企业要求或可能要求员工从事过重劳动。

2004 年的调查结果还显示，有因过重劳动引发心脑疾病隐患的企业达到 38%（410 家），比 2002 年的调查结果（30%）增加了 8 个百分点。有因过重劳动引发精神疾病隐患的企业占 34%（362 家），比 2002 年的调查结果（27%）增加了 7 个百分点。

在这种情况下，厚生劳动省（日本负责医疗卫生和社会保障的主要部门）于 2004 年 6 月将"职工疲劳累积度诊断测试表"公布在该省和中央工伤预防协会的网站上。该测试表分为员工用表（**表序-1**）及家属用表（**表序-2**）两类。

员工试用版先于 2003 年 6 月 23 日公布。该表一经公布，便吸引了众多用户访问，一时之间网站都瘫痪了。据说，该协会曾向厚生劳动省解释，访问量一旦达到 100 万次就有可能引起网站瘫痪。《每日新闻》刊登报道"'过劳死诊断电脑'也过劳吗？网站瘫痪——厚生省主页访问量剧增"，并刊载了厚生劳动省对此事的评论——"反响强烈超乎想象，过劳问题竟引发高度关注"。（2003 年 6 月 24 日晚刊版）

无论是员工用表还是家属用表，只需依次选择符合个人实际情况的选项，就会自动显示出测试者的疲劳累积度。笔者让妻子用家属用表测试了笔者的疲劳累积度，结果是 11 分——"需要注意"。疲劳和压力症状的总分在 10 分以上即被认定为"需要注意"，而笔者的得分比这个分数还高 1 分。

表 序-1 职工疲劳累积度自我诊断测试表（中央工伤预防协会）

① 最近1个月的自我感觉症状			（请在最符合实际情况的选项前打钩）
1. 焦躁	○几乎没有（0）	○有时有（1分）	○经常有（3分）
2. 不安	○几乎没有（0）	○有时有（1分）	○经常有（3分）
3. 心神不宁	○几乎没有（0）	○有时有（1分）	○经常有（3分）
4. 心情抑郁	○几乎没有（0）	○有时有（1分）	○经常有（3分）
5. 失眠	○几乎没有（0）	○有时有（1分）	○经常有（3分）
6. 身体不适	○几乎没有（0）	○有时有（1分）	○经常有（3分）
7. 注意力不集中	○几乎没有（0）	○有时有（1分）	○经常有（3分）
8. 做事易出错	○几乎没有（0）	○有时有（1分）	○经常有（3分）
9. 上班犯困	○几乎没有（0）	○有时有（1分）	○经常有（3分）
10. 没有干劲	○几乎没有（0）	○有时有（1分）	○经常有（3分）
11. 筋疲力尽（运动后除外）	○几乎没有（0）	○有时有（1分）	○经常有（3分）
12. 起床时感觉浑身乏力或疲惫	○几乎没有（0）	○有时有（1分）	○经常有（3分）
13. 比以前容易疲劳	○几乎没有（0）	○有时有（1分）	○经常有（3分）

② 最近1个月的上班情况			（请在最符合实际情况的选项前打钩）
1. 1个月的加班情况	○无或适量（0）	○多（1）	○非常多（3）
2. 上班不规律（工作计划变更或有紧急任务）	○少（0）	○多（1）	
3. 出差负担（次数、出差时间、时差）	○无或小（0）	○大（1）	
4. 夜班负担（★1）	○无或小（0）	○大（1）	○非常大（3）
5. 休息或小睡的小时数及设施	○合适（0）	○不合适（1）	
6. 工作带来的精神负担	○小（0）	○大（1）	○非常大（3）
7. 工作带来的体力负担（★2）	○小（0）	○大（1）	○非常大（3）

★1：请根据夜班的次数、小时数等做出综合判断。夜班是指在深夜（晚10点至凌晨5点）的部分或者全部时间段上班

★2：体力劳动、寒冷天气、高温作业等给身体带来的负担

（自我感觉症状评估）：（0～4分）Ⅰ；（5～10分）Ⅱ；（11～20分）Ⅲ；（21以上）Ⅳ

（上班情况评估）：（0分）A；（1～2分）B；（3～5分）C；（6以上）D

（工作负担度分数表）	上班情况			
		A	B	C	D
自我感觉症状	Ⅰ	0	0	2	4
	Ⅱ	0	1	3	5
	Ⅲ	0	2	4	6
	Ⅳ	1	3	5	7

注：根据该表，得分在0～1分以内，表示工作负担较小；2～3分表示工作负担较大；
4～5分表示工作负担大；6～7分表示工作负担非常大。

表 序-2 职工疲劳累积度家属诊断测试表（中央工伤预防协会）

请根据您观察到的家属最近的身体状况进行回答			
① 最近 1 个月的疲劳、压力症状	（请在最符合实际情况的选项前打钩）		
1. 焦躁	○几乎没有（0）	○有时有（1分）	○经常有（3分）
2. 不安	○几乎没有（0）	○有时有（1分）	○经常有（3分）
3. 心神不宁	○几乎没有（0）	○有时有（1分）	○经常有（3分）
4. 心情抑郁	○几乎没有（0）	○有时有（1分）	○经常有（3分）
5. 身体不适	○几乎没有（0）	○有时有（1分）	○经常有（3分）
6. 注意力不集中	○几乎没有（0）	○有时有（1分）	○经常有（3分）
7. 做事易出错	○几乎没有（0）	○有时有（1分）	○经常有（3分）
8. 容易犯困	○几乎没有（0）	○有时有（1分）	○经常有（3分）
9. 没有干劲	○几乎没有（0）	○有时有（1分）	○经常有（3分）
10. 筋疲力尽（运动后除外）	○几乎没有（0）	○有时有（1分）	○经常有（3分）
11. 起床时感觉浑身乏力或疲惫	○几乎没有（0）	○有时有（1分）	○经常有（3分）
12. 比以前容易疲劳	○几乎没有（0）	○有时有（1分）	○经常有（3分）
② 最近 1 个月的工作和休息情况	（请在最符合实际情况的选项前打钩）		
□　1. 几乎每晚 10 点以后回家★			
□　2. 节假日经常加班			
□　3. 经常把工作拿回家来做			
□　4. 出差时经常在外过夜			
□　5. 为工作上的事烦恼			
□　6. 睡眠时间明显不足			
□　7. 睡不着觉，经常半夜醒来			
□　8. 在家也时常惦记工作上的事			
□　9. 在家时几乎无法放松			
★关于夜班的具体形式，请以从离家到回家的时间在 14 小时以上为标准			

注：根据该表，疲劳与压力症状合计 10 分以上者，或工作和休息情况的打钩数目在 3 个以上者
　　需要注意。若有任何一方面需要注意，说明被观察对象可能已经积累了一定程度的疲劳。如
　　果两方面都需要注意，疲劳积累的可能性会更大。

这种事合理吗？

在互联网与工作相关的网站上，工作过度的人们不断发出悲鸣。"大阪过劳死问题联络会"的律师和劳动法学者等人员在2001年开辟了一个名叫"劳动基准市民监察员"的网站，网站设有针对过重劳动和违法加班等情况的简易咨询页面。在该页面进行咨询的人非常多，还有人对严酷的实际情况进行了描述。这些描述让人不忍卒读，甚至产生"怎么能有这种事"的感觉。在这里，我们从最近的发帖内容中摘取几份予以介绍：

> 从今年的第一个工作日——1月5日起，到下周的10月10日为止，我已经连续无休地工作280天了。工会也没有为我就调休问题与单位协商。我该怎么办？（大型电器公司员工）

> 我在某网络IT公司上班。我们公司承包大企业的业务，我负责通信机械的维护。只要机器出了故障，一天24小时随时会叫我过去，而且几乎没人来替换我。两星期内竟然被迫上了6次夜班，其中至少有2次是在回家后又被叫走，还不允许我拒绝。加班费倒是给了。（IT技术人员）

> 我的丈夫因为过劳而自杀。几天前，我把他的电子邮件全部打印出来，发现其中有一封公司经理发来的斥责信，

信的内容让我这个家属看了都浑身发抖。收到这封信的第二天我丈夫就自杀了。至于他的上班时间，我根据手头资料做了统计，从 4 月份到 8 月份，他平均每个月要加班 76～90 个小时，有的月份甚至接近 100 个小时。顺带一提，丈夫生前做管理层，管理层是没有加班费的。请给予我智慧与勇气吧。（男性过劳自杀者的妻子）

合同工和兼职员工都过劳

上述案例中提到的大概都是全职的正式员工。但是，这些因为过劳而叫苦不迭的劳动者中也有不少小时工、兼职员工或者合同工。我们从《朝日新闻》的读者投稿栏目中选择两个例子：

我儿子在工厂工作，是一名合同工。他每天早上 7 点刚过就去上班，一般要到晚上 11 点左右才能回家，有时更晚，深夜一两点才能到家。在家里只顾得上睡觉，其他什么也干不成。我担心儿子会因过劳而病倒。儿子和正式员工一样干活，但待遇却差远了，公司不给上劳动保险和健康保险。

前些日子，我打电话咨询了公共职业介绍所，那里的工作人员答复说："我们确实可以督促公司改善制度，但您得做好心理准备，如果我们这样做的话，公司马上就知道是谁来投诉了。"结果，因为害怕被公司知道，我没说自己的名字和公司名就挂了电话。

我希望政府在提高保险费之前，先想想办法，让企业制定出详细且适用于所有雇佣形态的社会保险方案，并尽快将其付诸实施。（2003年5月30日，家庭主妇，匿名，大阪府枚方市，54岁）

我白天在超市工作。我们单位从几天前开始实行24小时营业制。当我们贴出招聘夜班职工的广告时，我原想肯定会有大学生来应聘的。

结果打开履历一看，发现应聘的几乎都是家庭主妇。而且，这些家庭主妇都是同龄人，家里都有婴幼儿或者小学生。希望上夜班的理由都是孩子还小，白天得照看，不能工作。

有一位主妇选择在深夜11点至第二天早上6点的时间段上班，是因为那个时间段她的孩子睡着了，不用在一边照看。她下了夜班以后，回家要做早饭，还要把孩子和丈夫叫醒、喂饱；然后做好盒饭，送到孩子的学校和丈夫的单位。白天在家要做家务，中间可以抽空睡会儿觉。

现在的超市在除夕和过年期间都不打烊。一年365天、一天24小时，永无休止。（2004年6月19日，家庭主妇，兼职，横滨，37岁）

在医院找回了正常人的生活

在互联网与工作相关的网页上，有时能看到一些男性员工的发帖。他们对自己的工作方式或者说被迫工作的现状怀有疑问和不安。但是，在报纸上投诉过劳现象的一般是男性员工的母亲或者妻子，员工本人则因为工作太忙或者过度疲劳，根本没有精力抱怨。在这极少数男性员工的投稿中，一些寄给《读卖新闻》的稿件偶然引起了笔者的注意。其中一份稿子说自己因为生病住院才过了一段正常人的生活，另一份稿子则表示自己辞掉工作后再也没有被电话打扰过。

去年年末，我在体检时查出得了重病，这个月初去住院并且做了手术。

平常，我以公司为中心，被工作追得团团转。而在医院，我又过起了规律作息的生活。一开始觉得很不方便，百无聊赖，甚至会感到焦躁不安。然而，等我适应了住院生活，才发现这样的生活节奏是多么平和、恬静。

没有必要时不时看表，没有必要为在期限内赶任务而焦急，也不必挤电车去单位上班。妻子到医院照料我，我也有时间和她聊聊天，增进夫妻感情。

在医院的这几周，我感到自己总算过了一段正常人的生活，回家的时候心情十分愉快。（2004年3月11日，公司干部，

千叶县茂原市，54岁）

　　我在公司上班的时候担任维修服务部门的负责人。每天只要接到客户的投诉或者斥责电话就必须马上赶过去修理。

　　不仅是上班时间，就连下了班也经常有电话打到家里，有时候我正在吃晚饭，有时候正在休假……日子久了，连睡觉的时候也梦见客户打电话投诉。

　　更糟糕的是，传呼机开始流行以后，我变得越来越忙碌。后来手机又代替了传呼机，虽然比以前更方便了，生活却越来越不自由。

　　虽然我现在不再为投诉电话而烦恼了，但也不想用手机，总觉得被电话束缚着不自由。有时方便也是一种罪过，对此我深有体会。（2004年4月11日，个体户，爱知县春日井市，65岁）

　　对比各家报纸的读者栏，我发现，发行量高达300万份的《日本经济新闻》早刊不知为何却没有设立读者投稿栏。与其他全国性报纸相比，该报在车站的销售比例较高，经销点密布或许是不设读者栏的一个重要原因。但是，恐怕原因不只如此。

　　不光是《日本经济新闻》的读者，工作过度的日本"公司职员"即便在家里订了报纸，上班前也无暇读报，晚上和周末则要处理工作上的电子邮件，几乎没有时间将自己的想法写成文章投稿。不仅如此，这些工作过度的男员工即便担心自己的健康，也没有时间去看医生。或许正因如此，"过劳死诊断电脑"能够自行诊断使用者的疲劳累积程度，且操作简单，所以才吸引了数量众多的访问者，甚至导致系统瘫痪。

"过劳死110"和不断增加的过劳死工伤认定

旧话暂且不提，今天人们所说的过劳死，最早是在20世纪80年代后半期成为一大社会问题而备受关注的。在这一时期，地产和股票价格飙升，整个日本处于泡沫之中，经济异常繁荣。当时，不仅建筑业、房地产业和金融业出现了经济泡沫，就连制造业和物流业也出现了经济过热的现象，下班后及节假日加班的情况剧增。总务省（日本中央省厅之一，主管行政组织、公务员制度、选举制度、统计等）统计局公布的"劳动力调查"显示，1988年，每周工作60个小时以上的长时间工作者有777万人，每4个男性中就有1个（24%）。

1987年10月，心脑疾病的工伤认定标准有所放宽。有鉴于此，1988年4月，大阪过劳死问题联络会主办了"过劳死学术研讨会"。与此同时，大阪率先开通了"过劳死110"电话咨询服务热线，由律师和医生来回答家属或员工本人在过劳死及其预防措施方面的问题。由于反响强烈，同年6月又成立了"过劳死110全国咨询中心"。在这种情况下，媒体纷纷开始报道过劳死问题，

"过劳死"一词也逐渐为人们所熟知。

1988年4月，大阪在实施"过劳死110"热线电话咨询服务后，向进行电话投诉的70多名遗属邮寄了调查问卷，并从44名遗属那里得到了回复。在异常的长时间劳动这一点上，过去的情况与我们刚刚言及的当前过劳死的状况差不多。为了印证这种说法，我们从问卷调查的意见栏中抽取了两三个案例（句末括号内是死者去世时的职衔）：

（他）早上起得早，晚上睡得晚。回到家也要一直打电话，直到半夜。节假日也要去公司加班。每天都忘我工作，但也曾说过有点累。我想，他去世的主要原因还是压力过大和睡眠不足。（建筑业，营销，监理）

（他）每天都加班到夜里12点左右，1点才能到家。公司有一百多名员工，都没有加班费，夜宵就是一碗拉面。（他）总是很疲惫，死前不久还抱怨说"已经到极限了，非累死不可"。如今只剩下我们母女两人，因为遭受的打击太大，一时之间还无法从失去亲人的悲痛中恢复。（制造业，部长）

我丈夫在公司的桌子上铺垫子小睡，也利用上下班路上的时间睡觉。虽然我是他妻子，却不知道他在单位具体做什么，只知道他一到单位就全身心地投入工作。我一周去两次

他的单位，给他送换洗衣服，也趁机和他商量孩子的事。他常常忙得连午饭也没时间吃。（中小企业，干部）

若仅计算每年 6 月第三个周六的集中咨询日，从 1988 年至 2004 年，"过劳死 110 热线"接到的关于工伤补偿和过劳死预防问题的咨询达到了 3987 起。集中咨询日以外接到的咨询数量大致与此相当。

厚生劳动省公布的数据（**表 序-3**）显示，2002 年度，由过劳造成心脑疾病且被全国劳动基准监督署认定为工伤的案例数约为前一年的 2.2 倍，人数达到 317 人（其中 160 人死亡），为历年最高。其中 202 人患脑部疾病（62 人死亡），115 人患心脏疾病（98 人死亡）。2002 年度，在认定标准不变的前提下，得到工伤认定的过劳自杀者和精神障碍者与前一年相比增加了 43%，达到 100 人。（《每日新闻》，2003 年 6 月 10 日）

表 序-3 过劳死、过劳自杀的工伤认定情况

区分	年度	1999	2000	2001	2002	2003	2004
心脑疾病	申请件数	493	617	690	819	705	816
	认定件数	81	85	143	317	312	294
	其中死亡人数	48	45	58	160	157	150
精神障碍	申请件数	155	212	265	341	438	524
	认定件数	14	36	70	100	108	130
	其中自杀人数	11	19	31	43	40	45

出处：厚生劳动省"对心脑疾病及精神障碍等工伤的补偿情况"2004 年、2005 年
注：因工作导致心脑疾病和精神障碍的案例，含自杀未遂。

另外，2003 年度全国劳动基准监督署受理的因过劳造成心理创伤后压力障碍（PTSD）、抑郁症等精神障碍的工伤申请人数为 438 人（比上年度增加 28%），为历史最高。得到精神障碍工伤认定的人数达 108 人（增加 8%），也是历史最高，其中有 40 人因过劳而自杀。从年龄层来看，最多的是 30 多岁的人，共 39 人（36%），29 岁以下的有 25 人（23%）。从职业类别来看，系统工程师（SE）、信息处理技术员等专业技术人员有 28 人（26%），制造业工人等从事技能工作的人有 24 人（22%）。（《每日新闻》，2004 年 5 月 25 日）

这些数据说明，裁员造成员工的劳动强度和精神压力加大，过劳死事件不绝如缕，最近因过劳导致自杀的人数也在不断增加。

1989 年，厚生省（当时的名称）制作了一份《人口动态社会经济面调查报告》，根据其中的"壮年期死亡"数据进行测算，可以得出：因蛛网膜下出血、心肌梗死等心脑疾病导致的壮年期（30～64 岁）"急病猝死"的人数大概为 17 000 人（参看拙作《以企业为中心的社会时间结构》，青木书店，1995 年）。同年度发生交通事故且于 24 小时以内死亡的人数为 11 086 人（最近这一数字大大减少了，2004 年度为 7358 人）。也就是说，20 世纪 80 年代末，因过劳导致的死亡人数超过了因交通事故导致的死亡人数。对这一数据做进一步分析可以发现，"过劳死 110"涉及的死亡事件只不过是全部过劳死事件的冰山一角，劳动基准监督署认定的工伤人数更是其中的一小部分。尽管如此，由于近年来过劳死工伤认定的标准有所放宽，认定案例数显著增加。

并非自愿无偿加班

在思考日本劳动者的过劳现象时，和过劳死、过劳自杀同等重要的一个问题是所谓的"员工自愿的无偿加班"，也就是"不支付加班费的加班"。"员工自愿的无偿加班"是指让员工在规定时间外及节假日劳动，但不支付法定工资以及法定增额工资，这属于双重违法行为，从受害人数和受害金额来看，都属于严重的企业犯罪。

《劳动基准法》第 104 条规定，用人单位如有违反该法的事实，劳动者可以向行政官厅或者劳动基准监督官申诉，且用人方不得以此为由解雇劳动者或者给予其他不利待遇。最近有很多企业因为重组合并而进行裁员，强制员工无偿加班的现象益发严重。在这种情况下，员工向劳动基准监督署投诉的违法加班事件大幅增加。据 2003 年 7 月 28 日的日本《每日新闻》晚刊报道，2002 年，企业员工或者员工家属向全国劳动基准监督署揭发的企业强制无偿加班和不支付加班费等违法行为首次突破了 3 万例。

在这种情况下，迫于社会舆论压力，厚生劳动省终于极不情愿地为解决无偿加班问题行动起来。2003年5月23日，厚生省公布了"无工资加班综合对策要纲"，其核心内容是"为解决无工资加班问题而应采取的方针"。

以此为契机，各大报纸上关于强制性无偿加班的报道开始变多。在厚生劳动省公布"无工资加班综合对策要纲"的当天，《读卖新闻》在其生活版《体贴的社会保障》栏目里刊登了一篇名为"怎样消灭自愿无偿加班"的解说性报道，该文章采用问答形式，由一名名为"大辅"的学生提问，而笔者以大学教师的身份予以回答。

2004年11月17日，《朝日新闻》的记者采访了前文提到的"劳动基准市民监督员"，并在该刊生活版上发表了一篇名为"如何消灭自愿无偿加班"的报道。这篇报道在全国引起强烈反响，读者来信像雪片一样飞来，其中较有代表性的几份被刊登在2004年11月28日的生活版上。

一位大型电器公司系统工程师的妻子表示，丈夫的工作情况是"每天凌晨四五点才到家，有时彻夜加班；上班时间是上午9点左右；有时节假日也要加班；平时加班实行定额制，（每月）固定支付20个小时的加班费，此外都是无偿加班"。她控诉道："我丈夫责任心很强，又不善于对人说不，所以就算碰上明显力所不能及的工作也没办法拒绝，结果只能埋头苦干。比起赚钱，我更希望他能好好休息，像正常人一样生活。"

一位 31 岁过劳死男性的母亲表示："没有人愿意无偿劳动，恐怕是单位不允许他拒绝。"她叹息道："但公司负责劳务的人却说：'（加班）是员工本人根据工作情况申请的……公司方面没有任何过错和责任。'现在的人喜欢说'责任自负'，竟然连企业也是这种想法，真是骇人听闻。"

还有一位母亲的儿子现年 33 岁，从事金融相关工作。这位母亲对儿子的工作状况表示忧虑，并说："（他）被迫连日加班，实在让人看不下去。连休息日都要去上班，到底算怎么一回事？他喜欢听音乐会、看美术展，却没时间去，连读书的时间都没有，这跟囚犯有什么两样？有好几次都想劝儿子辞掉工作算了。"

"要更努力地工作，日本人！"

员工不仅被强制无偿加班，还有人"过劳死"。即便如此，经营者仍然认为员工应该"更努力地工作"。《日经商务》特辑"要更努力地工作，日本人！"（2003 年 1 月 27 日）采访了日本电产公司的社长永守重信，据说他每天"早上 6：50 就到公司上班，比任何一个员工都早。每天工作 16 个小时，周六、日也不休息"。该特辑引用了永守重信的一段话：

有人说日本人工作过度，但这是过去的事了。我认为现在欧美人工作更勤奋……这一点在国际航班上最为明显。在飞机上，怕吃亏的日本人会要酒来喝，喝醉了就睡过去。而欧美人呢，直到登机之前都在用手机沟通工作上的事，上了飞机则会打开笔记本电脑继续工作，要么就是专心阅读与工作相关的文件。

吉尔·A.弗雷泽在《令人窒息的办公室，被迫工作的美国人》（岩波书店，2003年）一书中讲述了美国员工在旅途中和出差时如何工作（本书第二章会详细介绍这本书）。书中提到了很多例子，比如：不仅在宾馆游泳池边，甚至在游泳池中都能使用的笔记本电脑；再比如，放有旅行者换洗衣物、笔记本电脑、充电电池、手机、存储软盘、数据线、复写纸等一整套工具的行李箱式移动迷你办公室。

这绝非无稽之谈，上述永守重信的话也同样可信。尽管如此，日本员工早已筋疲力尽，不太可能比现在更努力地工作了。证据之一便是前面提到的《日经商务》，该刊在同一期上还刊登了第二特辑，名为"员工之病就是公司之疾"，其引言部分这样写道："毫无疑问，现代商务人员的身心健康遭受了很大损害，其原因之一就在于压力和长时间工作，当这种状态达到一个极限，就会不可挽回地造成过劳死或自杀等悲剧。如今，对各大企业而言，维持并增进员工的身心健康已成为运营管理上最重要的任务之一。"

高度资本主义催生出过劳时代

世界各国的工作时间在 20 世纪 80 年代之前呈减少趋势，之后这个趋势却突然停止，再次转变为逐渐增加。下一章将就此进行详细讲述。尤其是，连美国人、英国人也不辞辛劳地工作，甚至让日本人都相形见绌；而在日本企业工作的中国女性也长时间从事高强度劳动，酷似所谓《女工哀史》中描写的那些日本女工在二战结束前的境况。这样看来，可以说全世界都已进入新的"过劳时代"。

那么，过劳时代又是如何出现的呢？本书认为，其原因在于当代资本主义的四大变化，换句话说，也即高度资本主义的四个特征。

全球资本主义

随着全球化进程的不断发展，发展中国家也被卷入世界范围的竞争，且这种竞争越来越激烈；而发达国家则掀起了史无前例的公司合理化和产业重组浪潮。从很早以前开始，美国和英国的企业员工就出现了过劳倾向。即便在德国和法国这两个以缩短员工工时而著称的发达国家，工作时间减少的趋势也已转变为增加的趋势。在经济长期不景气的压力下，日本员工原本就有过劳的倾向。再加上许多工厂迁到国外、国内产业空心化的影响，他们不得不与中国等其他国家的日企员工进行竞争，由于这些国家的日企工资低廉、员工工作时间长，日本国内的日企员工也被迫下调工资并延长了工作时间。

信息资本主义

如今，以电脑和互联网为代表的信息通信技术在几乎所有产业领域都掀起了变革。在这种背景下，以时间为核心的竞争变得更加激烈，工作速度加快，工作量也加大了。另外，笔记本电脑、手机、电子邮件等信息渠道模糊了私人时间和工作时间的界限，造成了工作无孔不入的情形。更有甚者，尽管信息通信技术一方面带来了新的专业性、技术性职业，另一方面却也使得许多工作简单化。这样一来，很多正式员工可以用非正式员工取代，雇佣关系就变得更加不稳定了。

消费资本主义

在今天这个生活水平高、媒体发达的大众消费社会，人们为了满足不断膨胀的消费欲望，或为了以消费竞争来显示自己的身份和社会地位，必须得到更高的收入（或者找到工资更高的职位），为此便不得不延长工作时间、加大劳动强度。这样的倾向越来越明显。与此同时，以 24 小时便利店和快递服务为代表的、追求便利性的服务型经济与信息化共同发展，改变了消费者的需求结构，经济活动的 24 小时化成为导致过劳的新因素。

自由职业者资本主义

日本从 20 世纪 80 年代初开始放松对劳务领域的管控，劳务市场的流动性加强，不仅是年轻的自由职业者，中老年的小时工、兼职员工、派遣制员工等非正式劳动者的人数也不断增加。结果，随着劳务形式的多样化，工作时间也发生了两极分化。一方面，平均每周工作时间不满 35 小时的短时间劳动者人数增加了；同时，正式职工中，每周工作超过 60 小时的长时间劳动者的人数也随之增多，30 多岁男性正式职员的过劳趋势也因此而日益明显。

下面，我们将按顺序分析上述高度资本主义的各项特征以及它们造成现代社会过劳现象的原因。另外，所谓"自由职业者"一般是指除学生和家庭主妇以外年轻的（15～34岁）兼职员工、小时工（包括派遣工）以及有劳动意愿的无业人员。但在本书中，"自由职业者"并不限于年轻人。"自由职业者资本主义"是笔者的自造词，指的是以非正式员工为主要劳动力的资本主义。

另外，这里所说的"高度资本主义"并非出自某位经济学家之口，而是从小说家池泽夏树那里借用的。在他的《白头翁和催债人》（朝日新闻，1998 年）一书中，有一篇名为"东京式疲劳"的散文，其中讲到作者从冲绳来到东京后，不知为何总觉得很累，后来才发现原来是因为东京到处都是字："在我国这样的高度资本主义社会，要充分利用空间来刺激潜在消费者的购买欲望，不这么做简直就是一种罪过。"

笔者相信，通过本书，读者将会理解为什么在高度资本主义社会，为追逐利润，不榨干所有时间与空间似乎就是一种罪过。但是，读者同时也会意识到，牺牲教育、娱乐、运动和参加社会活动的时间，削减吃饭、睡觉和过家庭生活的时间——以这种方式工作或者让别人以这种方式工作才是更大的罪恶。

第一章　遍及世界的过劳

——全球化资本主义的逆流

从工时缩短的时代到过劳的时代

1969 年，ILO 在创立 50 周年之际获得了诺贝尔和平奖。为纪念获奖，ILO 国际劳动问题研究所每隔一年与各国大学共同举办社会政策研讨会。日本第一次举办该研讨会是在 2003 年 12 月的 1 日至 3 日，地点在东京大学。来自伦敦大学的教授罗纳尔多·多尔是研究日本企业的专家，他在这次研讨会上作了题名为"全球化背景下的世界劳务新形势和意义"的演讲。他的著作《劳动的本质》（中公新书，2005 年）就是在这次演讲的基础上经大幅修改和补充后形成的。

多尔在演讲中指出，很多发达国家过去一直在缓慢而切实地缩短着工时，但自 20 世纪 80 年代以后，这种趋势却发生了逆转，工作时间开始变长了。塞缪尔·鲍尔斯和朴永进合写的论文从统计学上支持了这一观点，他们指出，就美国、加拿大、比利时、法国、德国、意大利、荷兰、瑞典、英国等十多个国家而言，"收入不平等的程度"越大，工作时间越长，如**图 1-1** 所示。

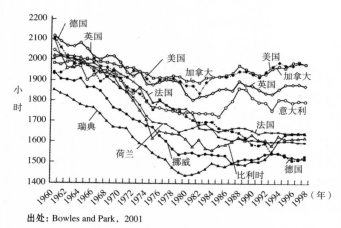

出处：Bowles and Park，2001

图 1-1 世界各国工作时间的变迁（制造业）

在**图 1-1** 中，观察制造业工作时间的变迁可以发现，各国工时长短的转折点如下：英国是 1982 年；美国和加拿大都是 1983 年；意大利是 1985 年；挪威和瑞典是 1988 年；德国较晚，是 1996 年。

约翰·M.埃文斯等人为 OECD 制作了一份题为《OECD 国家工作时长变动》（2001 年）的调研报告，其中指出，20 世纪 80 年代以后，各发达国家的工作时间停止减少；甚至可以从这份报

告中确认,一些国家反而出现了工作时间增加的情况。报告还指出:

> 就最近一年工作时长的变化而言,最显著的事实是,几乎所有 OECD 国家长期以来一直持续的工时减少趋势所有放缓,有时甚至发生逆转。……综观 20 世纪 90 年代,工作时长出现增加趋势的是匈牙利、瑞典和美国;而就澳大利亚、加拿大、芬兰、新西兰、西班牙及英国而言,最近几年的工作时长几乎没有变化。

虽然如此,埃文斯等人并不认为工时缩短的趋势已经结束。他们指出,在法国、德国、意大利、荷兰、挪威,劳动时间缩短的趋势虽然有所放缓,但依然在持续;也有像日本、韩国这样近年来缩短了工作时间的国家。

事实果真如埃文斯等人所说的那样,工时缩短趋势仅在一部分国家发生逆转,而其他国家的同一趋势虽然有所放缓,但基本上还在持续吗?还是如多尔所说,在世界范围内来看,持续一个多世纪的劳动时间缩短的趋势在这二十多年间发生了逆转,工作时长转为增加?笔者对照后面即将讲到的英美及 EU(欧盟)各成员国近年来工作时长的变化发现,多尔所说的更接近现实。

过度劳累的美国人

2002 年 1 月,《牛津英语词典》在线版增加了一万多个新词汇,其中之一就是来自日语的"karoshi"(过劳死)。这意味着过劳死已作为象征日本人生活方式的一个典型词语为全世界所熟知,还意味着过劳死这一现象并非日本所独有,而是已经蔓延到全世界。

在美国,"过劳死"一般被看作日本的"国家病",其实不然。如今,"过劳死"也开始在世界其他国家肆虐。最先对这一社会现象敲响警钟的是朱丽叶·B.斯格尔,她曾出版《过度劳累的美国人——业余时间出人意料地减少》(窗社,1993 年)一书。

斯格尔在该书中指出:"专家普遍预测,随着生产效率的提高,工作时间会减少,但这一预测是错误的。"在美国,从 20世纪 40 年代末至 20 世纪 80 年代末,劳动者的生产率提高了两倍以上。换言之,在 20 世纪 80 年代末,劳动者只需一半时间就能生产出 40 年代末人们拥有的全部财富和服务。因此,从单纯数学运算的角度来说,每天工作 4 个小时是有可能的。在专家的头脑中,过劳已成为过去时,与当代社会无缘。1967 年,在美国参议院小委员会上,有的议员甚至勾勒出了这样一幅蓝图:到 20 世纪 90 年代,实现每周 4 天工作制(每周休息 3 天),每周工作 22 小时,每年劳动 6 个月,或者将标准退休年龄提前至 38 岁,等等。不仅如此,还有大量论文和专著讨论过多的自由时间和闲暇时光的威胁。早在 1930 年,经济学家凯恩斯就写了一篇评论文章，名为《我们后代在经济上的可能性》，文中指出：到下个世纪，一旦贫困问题得到了解决，享受闲暇的时代就会到来，人们会为闲得无聊而烦恼。

这种看法过于乐观，其实恰恰相反，工作时间减少的趋势并未持续太久。不仅如此，从 20 世纪 80 年代开始，形势急转直下，到 20 世纪 90 年代初，人们已开始热议过劳问题（over work）。与此同时，电视、报纸、杂志也开始讨论工作时间的问题。

基于这一现实，斯格尔认为，美国已经进入了过劳时代。笔者根据美国 3 月进行的"人口动态调查"（Current Population Survey）——相当于日本的"劳动力调查"——制作了**表 1-1**。从表中可以看出，从 20 世纪 60 年代末至 20 世纪 80 年代末，美国人的全年工作时间增加了 163 个小时。

表 1-1 美国全年工作时间的变化（单位：小时）

	1969 年	1987 年	1969—1987 年
所有劳动者	1786	1949	163
男性	2054	2152	98
女性	1406	1711	305

出处：朱丽叶·B.斯格尔，《过度劳累的美国人》

另外，美国的全年工作时间在最近几十年间由缩短转为增加。这一点从 B.布鲁斯顿和 S.罗斯制作的**图 1-2**也可以看得很清楚。就该图而言，全年工作时间随着经济周期循环出现一定的振幅，1967—1981 年出现了减少趋势；之后形势发生逆转，从 1983—1996 年，出现了非常明显的增加趋势。

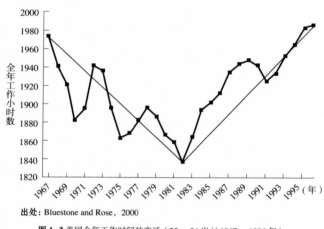

图 1-2 美国全年工作时间的变迁（25 ~ 54 岁）（1967—1996 年）

双职工工作时间的增加及家庭与工作的矛盾

斯格尔的《过度劳累的美国人》问世后，研究工作时间的专著如雨后春笋般不断出现。2004 年，雅各布和格尔森合著的《时间分配矛盾——工作、家庭和性别不平等》（2004 年，无日译本）就是一部优秀著作。该书对近年来美国工作时间的变迁作了统计分析，从中可以看出，最近在日本受到热议的工作时间的两极分化现象在美国也日趋明显，长短两极的劳动者出现增加趋势。

由**图 1-3** 可知，1970—2000 年，在每周工作不满 30 小时的短时间劳动者中，男性从 5% 增至 9%，女性由 16% 增至 20%；另一方面，在每周 50 小时以上的长时间工作者中，男性从 21% 增至 27%，女性由 5% 增至 11%。

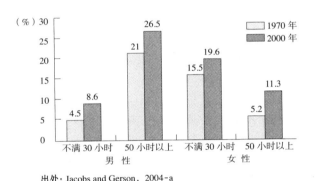

出处：Jacobs and Gerson，2004-a

图 1-3 美国工作时间的两极分化（1970—2000 年）

现阶段，每 4 名男性中有 1 人多、每 10 名女性中有 1 人多的每周工作时长在 50 个小时以上，属于程度较重的过劳状态。以每周 50 小时以上的比例来看，男女过劳倾向都比较明显的，按职业来分，有管理人员、研究人员、技术人员；按学历来分，都是大学毕业生；按人种来分，都是白人，总的来看都是中产阶级上层的白领（见**表 1-2**）。

就男女的过劳状态而言，首先需要指出的是，双职工增加导致"夫妻合计工作时间"增加，进而导致职场生活和家庭生活时间差距拉大。

1970—2000 年，双职工（18～64 岁）夫妻占所有夫妻整体的比例从 36% 增至 60%。另外，双职工夫妻平均每周工作时间在同一期间由 78 小时增至 82 小时。变化最为显著的是每周工作时间超过 100 小时的夫妻，就其比例而言，在同一时期，占所有夫妻的比例由 3% 增至 9%；占双职工夫妻的比例由 9% 增至 15%（见**表 1-3**）。也就是说，夫妻都从事长时间工作的家庭相应增加了。

表 1-2 美国各个社会阶层的工作时间，2000 年（单位：小时，%）

	男性			女性		
	周平均时间	不足 30 小时	50 小时以上	周平均时间	不足 30 小时	50 小时以上
职业						
管理、专业、技术人员	45.6	5.8	37.2	39.4	14.8	17.1
其他	41.8	10.0	21.3	35.7	22.4	8.0
学历						
高中以下	38.8	15.2	13.5	34.5	24.9	5.3
高中毕业	42.6	7.1	21.5	36.7	18.7	8.0
本科相当	42.2	11.1	24.8	36.0	22.5	9.3
本科	46.0	5.3	38.8	39.5	15.6	19.5
人种						
白人	43.6	8.5	29.2	36.8	21.1	12.1
黑人	41.5	9.6	19.3	38.2	13.8	10.1
西班牙语系人种	41.2	8.2	17.0	36.9	17.0	6.6
亚裔和非裔	41.5	9.6	21.7	37.6	18.0	12.0

出处：同图 **1-2**

这里就出现了一个问题，那就是雅各布和格尔森在其著作中说的"时间分配矛盾"，分别表现在职场生活和家庭生活之间、男性和女性之间、有孩子和没有孩子的人之间。比如在育儿方面，有孩子的夫妻在时间上面临着无法克服的困难。那些不得不花费很多时间在育儿上的劳动者，与没有孩子的劳动者相比，工作时间越长，在工作上便越处于不利地位。

表 1-3 18~64 岁的美国夫妻合计每周工作时间（单位：小时，%）

	平均合计工作时间	合计不足 70 小时的比例	合计 100 小时以上的比例	丈夫工作时间	妻子工作时间
1970 年					
所有夫妻	52.5	63.4	3.1	38.9	33.6
双职工（35.9%）	78.0	24.9	8.7	44.1	33.9
仅丈夫工作（51.4%）	44.4	96.0	0	44.4	0
仅妻子工作（4.6%）	35.5	99.6	0	0	35.5
夫妻失业（8.2%）	0	100	0	0	0
2000 年					
所有夫妻	63.1	53.7	9.3	41.5	26.4
双职工（59.6%）	81.6	18.9	14.5	45.0	36.6
仅丈夫工作（26.0%）	44.9	95.2	0	44.9	0
仅妻子工作（7.1%）	37.2	97.9	0	0	37.2
夫妻失业（7.2%）	0	100	0	0	0

出处：Jacobs and Gerson，2004-b
注：这里所说的合计工作时间为非农业部门的夫妻受雇工作时间，不含家务工作时间。

白领职场也沦为"血汗工厂"

一般来讲，过劳现象在工厂第一线的蓝领工人中比较普遍。而近年来，专业技术职位、管理人员、办公室人员、销售人员等白领阶层也出现了过劳问题。其背景是这二三十年来的美国经济形势和企业的变化。

20世纪70年代，石油危机肆虐，通货膨胀居高不下；美国经济困难重重，一直到20世纪80年代，始终停滞不前。20世纪80年代，美国和日本等资本主义强国竞争加剧，企业之间并购、重组频繁。从这一时期开始，由于就业压力很大，美国企业界的老板们开始叫嚣："员工人数太多，福利待遇过于优厚，都被惯坏了。"于是，企业和公司纷纷裁撤冗员，削减人工费用，以成为"精简型"企业为目标而进行经营方式的改革，正式开始缩小企业规模。二战后，劳资关系的主要特征就是雇主实行温情主义经营方式，其三大支柱是雇佣关系稳定、给予员工较多的闲暇时间、企业福利待遇优厚。而如今，这些都被抛到脑后，美国企业纷纷实行让日本人也相形见绌的严酷的经营方式。

到了20世纪90年代，随着电脑、手机、电子邮件等通信工具的不断普及，与其说工作变得轻松了，不如说人们的精神压力增加了，私生活时间不断被工作挤占。单位提高了工作要求，加大了劳动强度，甚至辱骂、欺凌员工。此外，员工因为疲劳和担心被解雇而变得自私自利，集体意识淡薄，职场人际关系险恶。其结果，便如同吉尔·A.弗雷泽在其《令人窒息的办公室，被迫工作的美国人》(岩波书店，2003年，原文书名为《白领血汗工厂》)中指出的那样，美国的写字楼沦为了白领阶层的血汗工厂，其劳动条件的恶劣程度不亚于跨国公司在发展中国家建立的血汗工厂。

加利福尼亚大学伯克利分校教授伊布拉希姆·瓦德在2002年3月的法国《世界外交论衡》杂志上发表"成为社区的美国企业"(斋藤佳久见译)一文，在文章中对让员工长时间高强度工作的美国企业进行了剖析，可以看出他们的做法和日本企业如出一辙：

就像新兴宗教一样，企业通过研修讲座、修养会、全体会议等方式，持续不断地"教化"员工，并向他们灌输集体价值观，在热情洋溢的口号声的熏陶之下，员工的批判精神被削弱了。人们一遍遍地复述表达公司目的和使命的"公司训言"，其状宛如教理问答；员工高喊口号、唱"公司歌"的情形，则让人联想到军队和运动会。此外，员工还要穿上印有公司标志的制服，这些措施都旨在潜移默化地培养员工对公司的献身精神。

《芝加哥论坛报》是最早将"karoshi"一词向世界传播的海

外媒体之一。1988 年 11 月 13 日，《芝加哥论坛报》刊登了名为"日本人为工作而活，为工作而死"的文章，详细报道了椿木精工（现在的椿木中岛）员工平冈悟因过劳致死、其遗属通过拨打"过劳死 110"而获得日本第一起工伤认定的事件。当时，对美国人来说，过劳死不过是发生在太平洋对面国家的事情。而现在，美国劳动者也无法独善其身了。

《新国际人》是一本专门刊登并研究世界劳务状况和贫困问题的社会学杂志。马修·莱斯是一名活跃在纽约的新闻记者，他写了一篇名为"美国人的过劳死"的文章，发表在《新国际人》2002 年 3 月版上，文章指出：美国人对于工作的"强迫观念"已经成了一种传染病，由于工作过度而将员工逼到死路，甚至搞得人家家破人亡的事情不仅仅发生在日本，在美国也是一样。

2001 年 9 月 11 日，美国世贸中心北楼首先遭到恐怖分子操控的飞机撞击。据马修·莱斯说，此时，投资银行 KBW 的乔安·菲尔德曼正在北楼 88 层的写字间工作。当她拼命顺着楼梯往下跑的时候，还听到楼内广播说："员工们赶紧回去工作。"要是听了这种荒唐的命令，"早就没命了"。另外，据日语网站"这里是 IT 宣传室"的"US Report"（美国报道）报道，尽管在"9·11"恐怖袭击中，投资银行 KBW 有 67 名员工丧生，但公司经营却从恐怖袭击造成的损失中恢复了过来。

股价至上主义经营模式是过劳的原因之一

20世纪90年代，日本经济陷入长期萧条，与此形成鲜明对比的是，美国迎来了长期的繁荣。然而，在此期间，大企业也在反复地、频繁地进行企业重组和人员削减。在这一背景下，白领阶层的处境相当糟糕，企业虽然不断裁减人员，员工工作量也愈来愈大，但工资反而下调，各种津贴和福利也被削减了。此外，兼职人员、派遣制员工、外包人员等非正式员工不断增加，一些人的工作被抢走，另一些人的工作则变得十分不稳定。

美国大企业的雇佣关系发生如此巨大的变化，究其原因，与股价至上主义的经营理念不无关系。20世纪80年代也被称为"M&A（注：即企业并购的）十年"，风靡这一时期的经营理念是股价至上主义，股票市场对公司股价的评价是企业经营者最关心的事情，他们重视股东利益，股价的提高是企业最为优先的任务，这一倾向比以前任何时期都要明显。从股市的反应来看，一旦企业坚决进行大规模裁员，由于经营成本下降，短时间内就会增加利润并提升股价，因此，缩小规模便理所当然地受到企业的欢迎。

这一时期，美国的企业经营者得到了史无前例的高额报酬。前文提到的吉尔·A.弗雷泽在书中指出："过去20年间，公司董事的薪酬大幅度提高，与此同时公司却在不断裁员，这种不平衡的现象着实令人震惊。""1978年，美国主要企业领袖的报酬大约是员工平均工资的 30 倍，而在 17 年后的 1995 年，他们的报酬是员工平均工资的 115 倍以上。"

在美国，人们为了准备退休后的养老钱，包括储蓄金和养老金在内的个人资产有近一半都被直接或间接用来投资股票。因此，尽管员工中持有股票的阶层对 CEO（最高经营者）得到的巨额薪酬感到不满，但是在 20 世纪 90 年代，只要股价持续上升，他们就甘心忍受着裁员和下调工资的痛苦。

20 世纪 90 年代以后，日本陷入了长期的经济萧条之中。在股票市场的巨大压力下，大企业竞相反复裁员，不断下调员工的工资和福利待遇。2002 年版的《劳动经济白皮书》就股票市场压力和企业裁员的相关性论述道：

迄今为止，我国企业裁员多数情况下是因为经营状况恶化。另一方面，企业管理（以与股东的关系为中心的公司治理方式）和围绕企业经营的各种环境一旦发生变化，有的企业就会开始改变员工录用策略，即便经营上的危机还未显化，有时也会从战略的角度进行裁员。近年来 "main bank"（注：企业资产管理与借贷的主要对象银行）的影响力逐渐下降，股东的影响力逐渐提高。在这种情况下，股票市场对企业股价的评价显得至关重要，企业不得不放弃长期稳定的经营模式而去追逐短期利润，拉升股价，讨好股东。在经济衰退期间，不得已削减过剩的劳力，减轻经营上的负担。

《劳动经济白皮书》认为，"并没有明确数据表明"股市压力下的"企业管理与雇佣战略的变化是裁员增多的主要原因"。但不可否认的是，在日本，股价至上主义经营理念的抬头导致劳动条件恶化，助长了过劳现象的发生，这可以从近年来大众媒体对企业产业重组和裁员的报道中得到印证。

过劳和过劳死在英国也成了一大问题

从 20 世纪 60 年代到 70 年代，英国经济陷入了长期停滞之中。从那时起，"英国病"这个词开始流行，它的含义是"社会保障制度过于完善，企业员工工作积极性下降，经济增长陷入僵局"。其实这种说法不过是一张标签，在当时就缺乏可靠的根据。尽管如此，长期以来很多日本人都觉得"英国人比日本人更重视休闲和劳逸结合"，这也是不争的事实。时至今日，旅游手册和旅行散文还在讴歌英国是一个"节奏很舒缓的休闲型国家"。然而即便是现在，与欧洲其他国家相比，英国人的工作时间也绝对是最长的。

2002 年，隶属于英国贸易产业部（DTI）的"平衡工作与生活——劳逸结合运动"小组实施了工作时间调查，从这项调查结果可以对英国企业员工的工作情况有个大概了解，详情如下。

在受调查的企业员工中，每 6 个人里有 1 个（16%）回答"每周工作时间在 60 小时以上"。与此相比，2000 年实施该项调查时，所有企业员工中，8 个人里只有 1 个人（12%）每周工作时间在 60 小时以上。

在 2000 年调查时，每周工作时间在 60 小时以上的女性比例为 16 个人中有 1 个人，而在 2002 年调查时则为 8 个人中有 1 个人（13%），比例大大增加。

有 3/4（75%）的企业员工加班，而其中只有约 1/3（36%）得到了加班费或者调休。

在 30 ～ 39 岁的企业员工里，5 个人中有 1 个（21%）每周工作时间在 60 小时以上，感到压力很大的企业员工的比例是 5 个人中有 1 个（19%），而其中感到压力最大的是 35 ～ 39 岁的企业员工。

男性企业员工 5 个人中有 1 个（19%）因为压力大而去看医生，其中 40 多岁的人高达 1/4（23%）。

如此辛苦的劳动状态让人一时难以置信，以这种劳动强度来看，就算出现过劳死也不足为怪。实际上过劳死已经成了一个十分现实的问题。证据之一是 TUC（英国工会会议）主办的以健康与安全（工伤与职业病）为主题的专业杂志《灾害》。该杂志在 2003 年夏季刊上以 "Drop Dead"（猝死）为题发行了一期 "karoshi"（过劳死）特辑，其中指出 21 世纪的主要职业病是心脏停搏、自杀和脑梗死等，并介绍了英国的医生、护士、教师、邮政工作者等人群的过劳死和过劳自杀案例。

> 医生西德·瓦特金斯因为"疯狂"工作，身体不支而死亡；教师帕梅拉·莱尔夫因为压力过大、劳累过度而自杀身亡；精神保健科护士理查德·波科克、邮政工作者加麦因·李也是过劳死。这些人都是因为工作强度和压力太大，不堪忍受而离世的。

上述特辑在引用贸易产业部调查结果的基础上指出："根据去年英国政府所作调查发现，工作时间极端长的人群剧增，数百万英国企业员工正在接近过劳死红线（karoshi zone）。"

日本的"劳动力调查"显示，2002年，每周工作时间在35小时以上的企业员工中，6个人里有1个人（16%）的每周工作时间在60小时以上。刚才的数据说明，英国的企业员工和日本的企业员工一样正在从事长时间工作。英国的过劳死和过劳自杀现象已成为一项社会性问题，换句话说，英国社会出现了"日本化"的趋势。

在上述调查中，"大地调查公司"通过电话采访的形式对58位企业员工进行了调查，由于样本太少，其结果不能被视作代表整个英国企业员工工作情况的数据。有鉴于此，我们通过更具综合性的劳动力情况调查，制作了**表1-4**。

表 1-4 欧洲各国的每周工作时间（2003 年）

	全职			非全职		
	男女平均	男性	女性	男女平均	男性	女性
英国	43.1	44.6	40.4	18.9	17.8	19.1
瑞典	39.9	40.1	39.6	22.8	19.2	23.8
芬兰	39.2	40.1	38.2	20.2	19.5	20.5
葡萄牙	40.1	40.9	39.2	20.3	22.0	19.9
奥地利	40.0	40.1	39.9	22.1	22.3	22.1
荷兰	38.8	39.0	38.0	19.3	19.4	19.3
卢森堡	39.8	40.3	38.6	20.6	（23.2）	20.5
意大利	38.7	39.9	36.6	23.8	27.6	22.8
爱尔兰	39.5	40.6	37.7	17.3	18.1	17.1
法国	38.8	39.6	37.7	23.3	23.6	23.2
西班牙	40.3	40.9	39.4	18.4	19.0	18.3
希腊	41.0	41.9	39.6	20.8	22.7	20.0
德国	39.6	40.0	39.0	17.8	15.6	18.1
丹麦	39.2	40.1	37.7	19.2	14.1	21.2
比利时	39.0	39.6	37.7	22.8	23.5	22.7
欧盟15国	40.0	40.8	38.7	19.8	19.2	20.0

出处：European Labour Force Survey（欧洲劳动力调查），2004
注：因为样本较少，括号内的数据可信度不足。

　　如表 1-4 所示，英国全职企业员工的工作时间明显高于其他
欧盟各国。就全职企业员工的工作时间而言，欧盟 15 国平均为
40 小时整，只有英国为 43 小时，多出了 3 小时。英国统计局的
"劳动力调查"显示，2002 年春季，按行业分，全职企业员工每
周工作时间如下：管理层、高级职员为 46 小时；专业技术人员为
46 小时；所有行业平均为 43 小时。

　　欧洲多数国家每年有 6 个工作周（30 日）以上的带薪假期；
而英国仅为 4 个工作周（20 日）。因此，在欧洲各国中，英国企
业员工不仅平均每周工作时间长，一年中享受的休假时间也最

短。而且，尽管工作如此辛苦，英国劳动人口的人均 GDP（国内总产值）在欧洲各国中却仍处于最低水平。

德国的劳资双方就延长工作时间达成协议

众所周知，在发达国家中，德国企业员工的工作时间是最短的。然而，德国经济长期停滞，失业率居高不下。在这样的背景下，最近，德国人工作时间减少的趋势见停，甚至出现涨幅不大的增加趋势。雇主开始倡议，在实施裁员和削减奖金的同时也延长工作时间。对此，工会方面则以罢工进行抵制，总算维持了每周 35小时工作制。然而具体到各个企业，许多工会由于抵制不住雇主的攻势，不得已接受了比以前差的工作条件。

根据劳动政策研究及进修机构（日本厚生劳动省下属的独立行政法人）所设网站"海外劳务信息"统计，德国金属产业在 2004 年 2 月缔结的劳动协约中，维持了现行的每周 35 小时工作制，与此同时，劳资双方达成协议，针对具有高级技能资格或者高职位的员工，可以让其中 50% 的人每周工作 40 小时。此前的协约规定可以让全单位 18% 的人每周工作 40 小时。对雇主或者说经营方来说，通过这次修改劳动协约，延长工作时间的适用对象范围扩大了。

据上述"海外劳务信息"网站所载，2004 年 6 月，最大的电器生产商西门子和 IG 金属（德国金属产业工会）签订协议，规定将北莱茵-威斯特法伦州两个手机工厂 4000 余名员工的每周工作时间延长至 40 小时。虽然延长了工作时间，但并未相应增加工资，若换算成时薪，事实上是降薪了。除此之外，还废除了圣诞节奖金及带薪休假，统一为绩效奖励。工会接受上述条件，作为交换，经营方保证今后两年内不解雇员工。

大型汽车制造商戴姆勒-克莱斯勒的经营方提出"削减 50 亿欧元经费计划"。2004 年夏季，劳资双方围绕这一计划展开了较量，结果双方达成了以下协议：雇主答应撤销裁员 6000 人的计划，并承诺今后 8 年内不会解雇员工。以此为交换，在工作时间的问题上，工会同意雇主以 2 万名技术人员、研究人员为对象引进每周 30～40 小时的弹性工作制；食堂、工厂的安全管理等服务部门引进每周 39 小时的工作制；以每年 2 天的休息日替代每小时 5 分钟的休息时间，每年削减休息时间 30 小时。但生产部门的工作时间并未延长。

2005 年 1 月，西门子和德国金属产业工会就 8000 名员工的工作时间由每周 35 小时延长至 37 小时一事达成协议，而并未相应提高工资。

由此可知，近年来，德国延长工作时间的倾向非常明显。然而和日本、美国相比，德国依然是工作时间较短的发达国家。针对经营方提出的延长工作时间计划，工会方不惜以组织罢工进行抵制。虽然具体到各个工厂和行业，有的因为无法承受经营方的压力而不得不接受了比以前差的劳动条件，但需要注意的是，从整体来看，每周35小时工作制的大框架并没有发生变化。

法国出现修改每周35小时工作制的动向

和德国一样，法国也以工作时间短而闻名。然而，最近，经营方也开始主张延长工作时间。法国缩短工作时间的历史很长，可以上溯到1936年的法国人民战线内阁时期，当时制定了一部《休假法》，其中规定每周工作时间为40小时，每年两周带薪假期。近年来，1998年6月，法国制定了《有关缩短工作时间的定向方针和相关激励措施法》2000年1月，又通过制定《通过谈判缩短工作时间法》来修改劳动法典，引进了每周35小时工作制。

然而，上述"海外劳务信息"网站显示，如今，法国也出现了修改35小时工作制的迹象。2002年春，拉法兰组阁并执政后，于该年末将法定加班时间从每年130小时延长至每年180小时，对员工人数少于20人的小微型企业，停止实施每周35小时工作制。进而，拉法兰首相于2004年12月提出了制定工作时间制度弹性化法案的方针。

2005 年 2 月，开始审议《工作时间制度弹性化法案》，该法案维持了每周 35 小时工作制，并宣称"本法案使希望增加收入的员工能够长时间工作"，实质上是为实施包括规定时间外劳动（加班）在内的"每周 40 小时工作制"铺平了道路。该法案将现在法律允许的一年加班 180 小时的上限提高至一年 230 小时，进而规定超过每周 35 小时的工作部分可以折成现金收入或者调休。另外，就员工少于 20 人的小微型企业而言，可以在每周 36～39 小时范围内，将包含加班时间在内的工作时间上限提高 10% 这一现行特例延长 3 年。

迄今为止，始终致力于推进缩短工时的在野党社会党、工会等组织以"会增加失业者"为由，一直反对这部法案。据 2005 年 2 月 5 日的《朝日新闻》晚报报道，在法国最近实施的舆论调查中，18% 的人赞成修改"每周 35 小时工作制"，77% 的人反对修改这一制度。2005 年 3 月 10 日，在法国全国 115 个城市爆发示威游行，有 100 多万企业员工参加，要求维持"每周 35 小时工作制"、涨工资并禁止擅自开除员工。尽管如此，法国国民议会（下院）还是于 2005 年 3 月 22 日通过了允许弹性运用每周 35 小时工作制的法案。不过，工会依然强烈抵制议会的决定，劳资之间关于每周 35 小时工作制的攻防战今后还会持续。

工作时间争论的国际化

经营者和员工、经营者团体和工会就工作时间问题争执不下的情况并非仅限于一国之内。欧盟计划就工作时间等劳动标准制定共同的社会政策。然而，由于各加盟国在法律、风俗习惯、国情等方面都有很多不同，各国之间也是争论不断。

1996 年，英国政府向总部位于卢森堡的欧盟法院提起诉讼，要求修改规定每周平均工作时间不得超过 48 小时的欧盟劳动法，欧洲法院决定对英国政府的这一诉讼不予受理，理由是该法院认为为了维护劳动者的健康，一周加班时间不能超过一定的限度，比如一周的工作时间是 40 小时，那么加班时间最多为 8 小时。到了 1997 年，英国工党在大选中获胜，取代保守党掌握政权，该党致力于保障劳动者权益，限制雇主解雇员工，限制工作时间。工党执政后接受了欧盟共同社会政策，因其内容比英国国内法律对企业员工等劳动者更加有利。

关于延长工作时间的问题，各国之间的争论不仅发生在欧盟内部，东欧各国、亚洲、非洲、中南美各国等原社会主义国家也对此展开了争论，可以说已经成为一个全球性话题。

前述德国汽车厂商戴姆勒-克莱斯勒公司提出新的方案，如果工会一方不答应公司延长工作时间的提案，公司就要将新型小轿车的生产基地迁到德国西北部城市不来梅和南非。西门子公司也称，如果不能与工会就延长工作时间的事宜达成协议，就要将两个工厂的核心生产部门迁到工资低廉、工作时间长的匈牙利以及中国。在这种情况之下，虽然工会方极其不情愿，也不得不接受公司延长工作时间的提案。

以西门子为例，在该公司的42万名员工中，有一大半都是国外员工，德国国内仅有17万人。越是如此，工作时间长短受全球化的影响就越大。

工作时间的全球性竞争

所谓全球化，是指以在多个国家进行生产和销售的跨国公司为中心，进行全球规模的企业活动，世界各地区、各国家之间的经济联系在空间上和时间上都更加紧密。互联网及其他信息通信技术的高度发展促进了全球化，这是和以前的国际化不同的地方。韩国、中国台湾、中国香港以外的其他亚洲地区的工业化也在不断发展，苏联和东欧原社会主义国家走上了市场经济道路，中国也成为世界工厂。资本主义也进入了新的世界性发展阶段。

如今，日本、美国和欧洲各国的跨国企业将工厂迁到中国等发展中国家，在这些国家进行大规模生产，再将由当地工人生产的商品出口到本国销售。这意味着日本、美国和欧洲各国的企业员工被迫直接和中国及其他发展中国家的工人在工资和工作时间上进行竞争。

在 ILO 的统计网站上，对亚洲区域 2000 年度制造业的工作时间进行比较可以发现，中国香港、中国台湾、新加坡、泰国、菲律宾、印度，不论哪个国家或地区都比发达国家中工作时间最长的日本更长（见**图 1-4**）。在 ILO 的统计网站上，可以看到中国香港和中国澳门的工作时间数据。据说在中国大陆，有些企业的员工每天工作 11～12 小时，也就是说每周平均工作 50～60 小时。

据日本经济产业省公布的 2003 年"海外事业活动基本调查结果概要"统计，就制造业而言，日本企业的国外生产比例

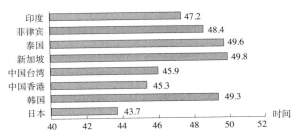

出处：ILO Yearbook of Labour Statistics，LABORSTA Internet

注：日本采用的是劳动力调查中制造业的就业人数；中国台湾的是将每日工作时间换算为每周工作时间后得出的数字；菲律宾的是 1998 年的数值。因为各自的统计方法不一样，不能进行严格意义上的比较。

图 1-4 亚洲各国家和地区制造业的每周工作时间（2000 年）

达 16%（跨国企业化的日企为 30%），为历史最高。由日本企业当地法人雇佣的员工人数达 372 万人，其中制造业为 308 万人，按照地区来分，亚洲为 244 万人，占 66%，为最高。现阶段，日本的企业员工不论在就业上还是在工作时间上都要和国外员工进行全球化竞争。

在以提供"企业的社会责任"（CSR，Corporate Social Responsibility）相关信息为主的网站"CSR Archives"上，足达英一郎介绍了 2004 年 12 月 16 日《纽约时报》对中国"日企一万人罢工"事件的报道。其原因之一是"每天工作 11 小时（包括经常性的 3 小时加班），而每月基本工资才 484 元（折合日元 6000 元左右），工人们对此十分不满，从而爆发罢工"。

随着全球化的不断发展，不仅在生产过程中，就是在事务性工作和流通过程中，也在进行着业务和功能方面的国际统合与分工。结果，在美国出现了"离岸"（offshore）现象——软件开发、电话客服中心（消费者电话问讯受理处）、会计、法律等业务不断迁到国外，引起了争议。其中，印度对电话客服中心的贡献很大。与美国人相比，印度人的工资低廉，工作时间长，还能熟练使用英语。如果是用日语对话或许行不通。然而，《朝日新闻》（2004 年 7 月 20 日晚刊）报道说："因为中国人工费用低廉，日本企业在中国设立了大量日语电话客服中心。"据说这些客服中心设在大连，录用日语娴熟的学生。这也是全球化的典型案例之一。

推动全球化的主要引擎之一是信息通信技术。下面一章将就信息通信技术对现代企业和劳务产生的冲击进行论述。

第二章　家里家外都变成了职场

——信息资本主义的冲击

信息革命让工作量增加、工作时间延长

电脑、互联网等新型信息通信技术不仅是社交工具，也是生产工具。不论在工厂还是写字楼，人们曾经期待这些新技术能够减少工作量、缩短工作时间。然而现在，可以说它们的存在反而令工作量增加、工作时间延长了，其原因如下。

第一，一方面，新型信息通信技术催生了从事信息系统开发与应用的新型专业人员和技术人员；另一方面，它也从多重意义上造成了工作或业务的标准化和简单化，使就业形式更趋多样、外包业务更易操作，这样，多数正式员工便可为非正式员工所取代。结果，很多员工失去了向来稳定的工作，雇佣关系也变得愈加不稳定了。

第二，新型信息通信技术是减轻、省去工作量的强有力的工具，然而它同时也加速了业务运转、加剧了时间竞争，商品

和服务种类多样化，经济活动出现了无国界和 24 小时化的趋势。所以，不论从整体上看还是就个人而言，工作量并未减少，反而是增加了。

第三，按理说，新型信息通信技术能够加快业务处理速度并缩短工作时间，然而，因为网络将工作时空和生活时空连接在了一起，工作时间就有可能无限延长。如今，企业员工就算不在单位而在家里，公司和顾客也能通过电子邮件和手机把员工拉回工作状态。在公司，电子邮件堆积如山，员工费尽九牛二虎之力处理完后，回到家又有一大堆邮件等着处理。

第四，新型的信息通信技术虽然是社交和处理信息的便利工具，但一旦它们进入企业环境，却容易给人们带来各种压力和健康问题。信息技术日新月异，员工不得不去适应它，于是形成了"不能被信息时代所淘汰"的强迫观念。企业员工长时间盯着电脑等播放器的显示屏，容易出现眼睛疲劳干涩、腰痛、肩周炎等 VDT（Visual Display Terminal，视觉显示终端）障碍症状。

工业革命场景重现

按理说，技术进步应该减轻工作量、缩短工作时间，然而，实际上它却增加了工作量、延长了工作时间。这一状况并非始自今日。18 世纪后半期至 19 世纪前半期,英国发生了工业革命,在某种意义上,当时的情况和今天我们所看到的有相似之处。

在工业革命过程中,工厂引进并普及了大机器生产,每小时的产量有了飞跃性的提高,但工人的工作时间却并未减少,生活状态也未得到改善。不仅如此,由于实现了机械化生产,很多工作不再要求男性劳动力拥有熟练的技能,工匠靠工具和手艺吃饭的时代一去不复返,从前多少还可以技艺为本钱,和老板讨价还价,如今也不行了。此外,由于机械化的普及,工厂开始大量招聘工资低廉的女工。为了生计,有的家庭甚至让孩子在工厂做童工。在这种情况下,因为担心失业,工人之间的竞争加剧。这样一来,在工会成立并致力于维持、改善工人的地位、岗位、工资和工作时间等工作条件之前,工人在工厂主面前便只能处于弱势。

此前,工匠们虽然也要在老板的指挥下干活,但在某种程度上还是可以根据自己的意志掌控工作节奏。然而,在机械化经营模式下,工匠就沦为单纯的体力劳动者,生产过程、生产工艺的管理权完全落入工厂主一方,工厂主能够依靠机器这一新型技术体系延长工人的工作时间、增加劳动强度。

在进行机械化经营之际,为了节约投入机器的资本,要尽量让机器长时间保持运转。另外,由于更新的、性能更高的机器不断出现,现在正在使用的机器有可能会在竞争中被淘汰。因此,必须加快机器的折旧,促进更新换代。基于上述原因，工厂在实行机械化的同时，也开始实行倒班工作制和夜班制，不分白天黑夜，工厂都在进行生产。即便是在本应为安息日的星期日，工人如果缺勤，也会以违反合同为由遭到厂方处罚。

在工业革命时期，由于机器的威力，一天的工作时间不再受自然或者习惯的限制，工人们自然而然地被迫一天工作12小时，每周工作时间甚至达到70小时。

然而，工作时间是受体力、精神状态、家庭情况和社会环境限制的，超过一定的限度就不能再延长了。人类以一天24小时为周期生活，每天都需要一定的时间睡觉、休息、吃饭、洗澡，等等。另外，还要有一定的时间用于社交、文化活动、教育、读书、娱乐和运动。若要经营家庭生活，还需要有育儿、做饭、洗衣服、打扫卫生、购物等做家务的时间。如果没有一定程度的自由时间，就无法参加社区活动、社会活动和政治活动。如果超过限度地工作或者被迫工作，劳动者的健康状况会急速恶化，精神也会受到损害，最坏的情况下家庭和社会都将无以为继。

英国政府为了避免工人因超负荷工作而损害健康，从19世纪30年代开始通过法律手段限制并缩短工作时间。从那时起一直到今天，英国始终在这条道路上大步前进着，本书第五章将详细论述这一过程。总之，如果工作时间过长，要求过正常人生活的呼声将会在劳动者之间蔓延，并引起社会认识的变化。随之，劳工组织将提出相关要求，政府也将着手调整与工作时间相关的法律制度，或早或晚，缩短工作时间势在必行。这是笔者的看法。

"电脑之子"麦当劳

信息技术革命始自计算机革命。20世纪80年代初，电脑在家庭中的使用还处于萌芽阶段，在企业中的应用却已遍及工厂和写字楼。芭芭拉·格尔森在《电子剥削工厂——电脑是如何将未来的办公室转化为过去的工厂的？》（1988年，无日译本）一书中对电脑时代的办公室做了这样的描述：

> 乐天派的专家们曾经断言，办公室电脑象征着后工业时代的到来。它们消除了千篇一律的劳动，使我们都成了脑力劳动者。但是，一跨进办公室大门，你就能看到并排坐着敲击电脑键盘的女事务员。她们的工作早已程式化，与在工厂做组装一样单调乏味。

据格尔森说，从过去的产业革命到科学管理方法（即通过研究时间和动作来提高生产效率的方法），近代经营管理原理的实质就是将劳动过程中的管理权和决策权转移到更高一级组织，将熟练工人转化为非熟练工人。如今，同样的原理被应用到了写字楼办公室的白领阶层身上。也就是说，在引进电脑的同时，白领阶层逐渐被转化为不用花钱培训的、容易替代的、非熟练的、廉价的、低专业性的劳动者。

基于这一认识，格尔森在《电子剥削工厂》中最先提到的是代表快餐领域"临时工产业"的麦当劳。1988 年，麦当劳聘用了近 50 万名（现在达到 100 万名）十几岁的年轻人。当时，人们的工资水平较低，含有汉堡包、炸薯条和可乐的一份套餐价格为 2.45 美元，（而上述年轻人的）工资为每小时 3.35 美元（2005 年高中生大约是每小时 6 美元，相当于 700 日元左右）。雇佣方以较为弹性的上班时间吸引应聘者，实际上却对时间要求相当严格。员工稍微迟到一会儿就会被炒鱿鱼，公司若要求延长工作时间或者加班，员工则不能拒绝。因为是时薪很低的临时性工作，很少有人长期在这里干。在麦当劳工作一段时间后辞职的美国人约有 800 万人，达到全部劳动力的 7%。

据格尔森说，如果没有电脑，这种"临时工产业"就不会存在。要想把麦当劳引以为傲的薯条炸成金黄色然后端给客人并结账，应该炸到什么程度、如何量化、如何迅速计算、工序如何程式化等难题都要靠电脑来解决。工序彻底程式化，员工没有任何进行猜测、自主判断或擅自解释的余地。

乔治·理查在《麦当劳化的社会》（正冈宽司监译，早稻田大学出版部，1999 年）一书中列举了麦当劳开发的一些装置：其一，当杯子里的饮料盛满的时候，感光器就会启动，自动停止软饮分配机；其二，炸薯条机器人在过滤网中放上要炸的东西，炸好之后，感光器会向系统发送信号，然后机器打开过滤网，烹调时还可以晃动过滤网。据理查所言，这些机制的目的都是不让员工有自行判断和决定的余地，让人像机器人一样地工作。

不消说，数量庞大的加盟店、直营店的销售额和进货管理也要用电脑来进行。

今天的高科技企业和外包业务的扩大

由于电脑技术不断发展，产生了为数众多的新型专业技术人才，有的从事电子线路、周边设备等硬件的开发和应用，有的从事软件、程序的开发和应用。然而，如今，高科技带来的不仅仅是道拉克所说的拥有专业知识的脑力劳动者。由于电脑和互联网技术不断发展，聘用方式渐趋多样化，业务外包也变得相对容易，于是产生了为数众多的非熟练工人，很多正式员工也可以用非正式员工替代。结果，许多劳动者失去了向来稳定的工作，雇佣关系也变得越来越不稳定。

小时工、兼职员工、派遣制员工等非正式员工人数不断增加，这一现象在今天的高科技产业领域也很常见。在高科技工厂云集的硅谷，企业多采用业务外包形式。克里斯·本纳和艾米·迪恩对硅谷工程组织的相关研究表明，早在20世纪80年代，硅谷就将维护大楼、建造公园等周边业务承包给了外部人员；在20世纪90年代，工资核算、人事管理、生产制造等工作都被承包给外部人士来做。其中，发展最快的是制造部门的业务承包。20世纪90年代末，某电脑公司从外部筹到八成以上零件、软件、服务等业务所需要的经费。

承担外包业务的多数劳动者是以个人承包形式工作的、工资低廉的外来移民。他们没有任何保障，经常在自己家里以每小时5.15美元以下的计件工资从事电路板的组装工作。

在美国，个人承包者也被称作"独立契约人"（Independent Contractor，简称IC），据"劳动力调查"（CPS）统计，截至2001年，这一人群数量达到858万人，占全部劳动力的6.4%。一方面，所谓IC能充分利用自己的专业技能，从事比较自由的工作，因而备受欢迎。另一方面，即便形式上是个人承包或者独立契约，能像个体户或者自由职业者那样，不受时间和劳动合同限制、通过专业技能和知识获得高收入的人仍是少数。从工作方式和薪金报酬来看，毋宁说独立契约者多数是低工资劳动者。最重要的是，尽管实质上是"雇佣契约"，但雇主为了逃避劳动基准和支付津贴、保障最低工资等法律义务，以"个人承包"之名行"虚假聘用"之实的也为数不少。（仲野组子，《美国的非正式雇佣》，樱井书店，2000年）

信息化导致日本也多采用非正式员工

最近，日本的派遣制员工和个人承包工作者人数猛增。据2001年的《劳动经济白皮书》统计，1994年度，日本整个产业领域的派遣制员工数量约为58万人，1999年度增加至107万人（可推测实际人数远高于这个数字，在2005年2月发表的厚生劳动省"2003年度劳务派遣行业报告统计结果"中，派遣制员工人数已达到约236万人）。至于个人承包工作者，尚无正式统计数据，因为他们和派遣制员工混杂在一起，很难掌握具体人数，但可推定至少有几十万人。该人群所分布的职业也是多种多样，如各种专业技术职业、各种居家自由职业者、送货人员、保洁、保安、销售人员、出租车司机和卡车司机等。

派遣制员工、个人承包者等非正式员工聘用人数增加与信息通信技术的发展关系密切。这是因为，通过信息通信技术革新，许多工作实现了标准化，许多业务被交给外包公司，以前正式员工做的工作，现在非正式员工也能胜任了。

其中，与信息通信技术关系密切的派遣制员工近年来人数增加最为显著。据刚才提到的《劳动经济白皮书》（虽然是稍早前的数据资料）统计，信息通信技术领域的派遣制员工人数是最多的，1998年，从事相关工作（软件开发、办公机器操作、办公自动化教育）的劳动者占所有派遣劳动者的46%。

在信息通信相关业务中最有代表性的是办公机器操作业务和

软件开发业务。1998 年，从事办公机器操作业务和软件开发业务的派遣制员工人数占与信息通信相关派遣制员工人数的 88%，占所有派遣制员工的 40%。另外，1998 年，从事软件开发业务的派遣制员工人数占信息通信相关派遣制员工人数的 10%。

在所有派遣业务当中，办公机器操作业务不采用常规聘用制，而是采用注册制；相对而言，软件开发业务大多采用常规聘用制。

"无所不在的网络" 时代

假若所谓信息社会就是指人们广泛使用能够联网的电脑和手机，那么当今社会名副其实地是一个信息社会。据日本总务省 2005 年版的《信息通信白皮书》统计，如**图 2-1** 所示，截至 2004 年年末，日本的网民人数达到 7948 万人，以 6 岁以上者为对象的人口普及率达 62%，与 1997 年的 1155 万网民人数相比，增加了近 7 倍。2004 年年末，在 300 人以上的企业中互联网的普及率为 98%，办事处（5 人以上）的互联网普及率达 82%。

DSL（数字用户线路，Digtal Subscriber Line）、有线互联网和光纤互联网等高速信息线路被统称为 "宽带"。截止到 2004 年年末，在所有能够从自己家里通过个人电脑联网的家庭中，使用

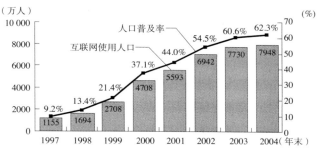

出处：2005 年版《信息通信白皮书》

注：2004 年末的互联网普及率（62.3%）是用 6 岁以上的网民数 7948
万人除以该年 10 月的总人口估算值 1 亿 2764 万人得出的数据。

图 2—1 日本互联网普及率的变迁

宽带的家庭占 62%，是 2000 年年末（7%）的 9 倍。

考虑到普及率，正如 2004 年版《信息通信白皮书》指出的
那样，"无所不在的网络"——通过各种终端（个人电脑、手机、
游戏机、电视等），在各种场合（单位、家里，甚至路上），"随时、
随地、任何人"都可以使用，能够自由自在地交流信息——正一
步步变成现实。正因如此，可以说信息通信技术取得的进步不仅
改变了企业活动和人与人之间的交流方式，也在很大程度上改变
了人们的生活方式和工作方式。

ITU（国际电气通信联盟）公布的测算显示，截至 2003 年年
末，世界各地的互联网用户约为 6 亿 8757 万人。据推算，1992
年全世界互联网用户约为 1000 万人。也就是说，互联网用户在

10 年间增加了近 70 倍。这无疑是互联网飞跃性发展的黄金十年。20 世纪 90 年代后半期，以被称作".com 企业"的风投公司为中心，互联网相关企业股价大涨，出现了"网络泡沫"现象。尽管在2000 年上半年，与网络相关的股票暴跌，网络泡沫被挤破，但在某种意义上，这也是信息技术进步正在逐渐改变世界的征兆之一。

从互联网用户数来看，世界互联网普及率因地区不同而参差不齐。大致而言，高收入国家和低收入国家在信息通信技术的应用上存在着巨大差距，这意味着国际上的"信息不对称"是一大问题。需要指出的是，虽然各国人均收入和实际工资水平相差较大，但这种差距并未原原本本地反映在互联网使用的差距上。有时虽然收入水平没有排在世界前列，但是工业化速度较快的国家和地区互联网普及速度也会加快。

据 2004 年版的《信息通信白皮书》统计，对各国（地区）的宽带普及情况进行比较后可知，2002 年，宽带签约数的前十位国家（地区）分别是美国、韩国、日本、加拿大、德国、中国台湾、法国、英国、荷兰和中国香港，日本排第三位。但是，如果按照宽带人口普及率来算，顺序则分别是韩国、中国香港、加拿大、中国台湾、丹麦、比利时、冰岛、瑞典、日本、荷兰。日本排位降至第九位。

中国的信息化发展十分迅速。据中国互联网协会统计，2003年年末，中国的互联网签约客户数为 7950 万人，仅次于美国，居世界第二。另外，据中国信息工业部统计，2003 年 10 月，固话签约客户数为2亿5514万人，手机签约客户数为2亿5694万人，可见手机普及的势头很迅猛。

迷恋手机和电子邮件的日本大学生

据上述2005年版《信息通信白皮书》统计，截止到2004年年末，日本的手机签约客户数达到8700万人。从1995年年末至2000年年末，签约数从1020万人增至6094万人，年增长率为43%，是一个很高的数字。但是，从2000年年末至2004年，签约数由6094万人增至8700万人，年增长率仅为9%，2001年以后，签约客户数的涨势已大大放缓。也有人因此便认为手机市场已经接近饱和，无力增长了。

手机在大学生之间的普及率接近100%。关西大学的学生部于2000年度进行了"学生生活实际情况调查"（为旧数据），据称，（该校学生）手机拥有率为95%，电子邮件使用率为77%，个人电脑拥有率为79%，互联网利用率达68%。顺带一提，大东文化大学的学生部（学工部）进行了2003年度的"学生生活问卷调查"，发现（该校学生）手机拥有率为93%，和关西大学的调查结果相差不大。不过，其中手机邮件功能的使用率高达91%。近来，就是朋友之间也越来越多地用邮件互相联系。

由于从关西大学获得了驻外调查的机会，2001年4—9月，我在纽约市住了一段时间。虽然美国的手机历史更长，但在2001年，日本手机的普及率已经高于美国，现在也仍然比美国高。然而，和日本相比，（在美国）在地铁、街头或者大学里用手机打电话的人并不多，他们使用的也大都是黑色的、较为朴素的机型，几乎看不到花哨的颜色。这给我留下了深刻的印象。尤其是在大学里，很少看到学生用手机。我向当地人询问原因，有人回答说是因为开始的新鲜劲儿已经过去了，有人说学生们忙着做作业、上课，有人说用自己的电脑就可以发邮件，还有人说对学生来说手机通信费用不便宜，等等。

另外，日本和美国最大的区别在于，不论是互联网还是电子邮件，与日本人相比，美国人更多在电脑上使用。这一点不仅是学生如此。据2005年版的《信息通信白皮书》统计，手机用户中通过手机上网的比例在日本为79%，在美国仅为32%。这一数据的来源是2005年3月进行的"有关网络和百姓生活的调查"。从调查结果中日本和美国的电子邮件利用率可以发现，日本人使用电脑处理电子邮件的比例为94%，使用手机处理邮件的比例为88%，没有太大的差别；而美国人用电脑处理电子邮件的比例为96%，用手机处理邮件的比例为12%，两者相差悬殊。

日本大学生对手机和电子邮件的喜爱，几乎超过对一天三顿饭的喜欢，正是"无论何时、无论何地"都在使用手机，尤其热爱带摄像头的手机。我问学生，如果忘带手机会有什么感觉？有的学生说"会很忧郁"，也有学生说"比没钱还难受"。

笔者授课时也做过调查，学生们说每月的手机话费和PHS（Personal Handy-phone System，个人手持式电话）费用从3000日元至30 000日元不等。2002年，"Video Research"公司的一项调查显示，按年龄层来分，每月手机话费和PHS费用花费最多的是20多岁的年轻人，约为人均9500日元。按花费的金额来分，65%的人集中在5000～15 000日元。

如今，电脑、手机和电子邮件给人们的生活和工作带来了很大的方便，成为通信的必需品。学生若没有电脑、手机和电子邮件，甚至会找不到工作。然而，虽然现在的学生从小便以玩游戏一般的心情来摆弄这些通信工具，对它们十分熟悉，但是，一旦参加工作，它们带来的却未必都是方便。

近年来，学生在找工作的时候，大多通过互联网报名（索取资料）并提交应聘申请表（个人简历表）。企业通知学生面试、给学生发录用通知也大多通过手机进行。

出版过《朋友们都比我过得好》（幻冬社）等作品的专栏作家上原隆采访了正在求职的女性学生，并将这些记录以微型小说的形式发表在幻冬社的网络杂志上。作者在其中描写道：最近有很多公司从大学三年级的11月份就开始召开录用说明会，第二年2月份达到高峰。到了4月份，渐渐开始有拿到录用通知的学生。一名大四女生到6月为止总共参加了42家公司的说明会，接受了25家公司的考试，却尚未接到一份录用通知。

录用通知是通过手机电话或电子邮件来传达的。一到通知日，这名女生每隔一小时就要通过电脑检查一下邮件，外出时也总拿着手机，尽量不去手机信号服务区外。每到傍晚6点，就会心想"啊，没考中啊，结果还是没有通知"，心情就此陷入低谷。

因为发生了这些事情，3月份，她得了急性胃炎；5月份又患上了抑郁症。这些都是因为收不到录用通知，求职压力太大造成的。不过，不可否认的是，在求职阶段，通过通信工具随时与想去的单位保持"联系"，这也是导致她压力倍增的原因之一。

自从有了通信工具，家里家外都成了职场

一旦踏入企业社会，就再也说不出很喜欢手机和电子邮件这种话了。在那里等待我们的就是这样一个世界。

前面我们曾提到弗雷泽的《令人窒息的办公室，被迫工作的美国人》，这本书是这样开场的：吉玛是一名负责市场营销的女性管理人员，她每天从纽约市中心的中央火车站乘坐下午5点29分的列车返回位于郊区斯卡斯代尔的住宅。罗纳尔多·多尔在他的近作《劳动的本质》（中公新书）中也介绍了这个场景。

她每天下午5点离开办公室，却并非为了享受5点后的下

班时光。因为家里有小孩，所以只能5点钟下班。但是，即便离开了办公室，工作也还没结束。乘车的时候，她要往自己的办公室打电话，还要用手机一个一个回电话。回到家，吃完晚饭，在孩子写作业或者看电视的时候，要查看语音邮件，再回很多个电话，还要经常处理与工作有关的传真。在投资银行工作的丈夫也常常坐在家里的电脑前，在睡觉前工作好几个小时。

弗雷泽（在书中描述自己）从吉玛口中听到这些事，并附上了三年后——在书中最后一章——对吉玛的再一次采访。吉玛说，两三年前，她还有时间出去买午餐吃的三明治，回来之后可以和同事一起在会议室里吃。如今却连这个时间也没有了，只能坐在自己的办公桌旁，一边吃一边打电话。不被电话打扰的时间只有短短一瞬——列车出了中央火车站，要过一段时间才能从地下钻出来，也就是在这段时间里，即便想用手机也用不成。

《令人窒息的办公室》第四章主要讲述了信息通信新技术给工作方式带来的影响。在办公室和住家都能使用且能联网的电脑、笔记本电脑、电子邮件、手机、传呼机、电子笔记本等通信工具创造了"24×7"（一天24小时，一周7天）的商业工作制。如果没有这些通信工具，员工是无法满足公司要求的。

弗雷泽在书中说，在20世纪90年代后半期，据推算有700万美国人即便不坐班也要定期查看跟工作有关的电子邮件。全球最大的互联网供应商"America Online"公司指示员工，只有法定节假日的前后三天（三连休）属于"E-mail Free Day"，其间员工可以不必查看电子邮件。也就是说，公司会在法定节假日以外的周末发送工作相关的邮件，员工当然应该经常查看。

"浪漫的夜晚也白白断送"

1994 年 11 月，距今二十多年前，《日经电脑》上一篇题为"无论在家还是在外，被信息网覆盖的美国人都像工蜂一般忙碌"的文章介绍了美国《信息周刊》（*Information Week*）杂志上的一份调查报告。据这份报告称，有 90% 使用便携式信息终端的人表示"工作时间增加了"；66% 的人说"和朋友、家人在一起的时间减少了"；84% 的人说"在规定的工作时间以外也在工作"。该报告指出："很多人因为传呼机、手机和调制解调器的存在而被工作拴住，一周要工作 60 个小时。"此外，这份报告中还包含了"缩短工作时间的工具令人大失所望""再也不能按时下班""浪漫的夜晚也白白断送"等小标题。自这份报告发表以来已经过去二十多年的时间，事到如今，日本也不能再置身事外了。

我们再来看一下日本的情况。2002 年 3 月 28 日，ITmedia 公司的网站上登载了一篇题为"电子邮件地狱？"的报道。这篇报道称其使用的数据是市场调查公司"Gartner Japan"经调查后提供的，文中指出：普通员工平均每天收到的电子邮件数为 61.5 封，用于处理电子邮件的平均时间为 1.7 小时，加上打开附件、操作应用软件的时间约为 4.2 小时。坐在电脑前的时间大概为 6.8 小时，其中约有六成时间都与处理邮件有关。另外，据该调查报告统计，回答者中有 76% 的人是在回家后处理电子邮件，80% 的人是在自己家里处理电子邮件（包括休息日），11% 的人是在上下班途中处理电子邮件。

2003 年，Internet.com 公司与 Inforplant 公司合作，从日本全国范围内选择了 300 名在各种工作场所使用电子邮件、手机的互联网用户为对象进行了调查，发现其中有 139 人（46%）在正月、盂兰盆节以及其他法定假日也查看电子邮件（47 人），或一边走路一边打手机（92 人）。

2004 年 4 月，日经 BP 公司的商务信息网站"手机 On Business"的编辑部以该公司 IT 综合网站的注册读者为中心进行了问卷调查，结果发现因为工作关系而使用手机的人在 3389 名问卷回答者中占到了 78%，其中为了公司内部联络而使用手机电子邮件功能的占 55%；另外，在处理公司业务时，不使用公司终端设备而使用个人终端设备的人占到 61%。

在以日本白领阶层正式员工和管理人员为对象的调查当中，最引人注目的是"IT 工作和职场结构所受影响的调查"（2003 年 5 月发表），2002 年 5 月由联合总研（联合综合生活开发研究所）进行。此项调查的对象总数为 4025 人，包括 2025 名联合工会会员和由 Diamond 公司从数据库中随机抽选的 2000 名管理层人士，从中得到 1543 人的回答，有效回收率为 38%。调查结果显示，在职场使用个人电脑的比例达回答问卷人数的 99.4%（互联网接通率为 96.8%），也就是说，几乎所有人都在使用个人电脑。其中，有 87.9%，即接近九成的人都在使用"个人专用的电脑"。

这项调查还表明，IT 化程度越高的企业，"工作范围（职务领域）"越广，"工作量"越大，"工作速度"也越快。在家里也读、写工作邮件的人，工作时间也会相应增加。

上述调查结果表明，和美国一样，日本也已进入没有互联网、手机和电子邮件就无法工作的时代，人们无论待在家里还是出门在外，都无法逃离职场。

最近，由于超负荷工作和工作压力造成的过劳自杀事件有增无减，这与家里家外都变成职场的情况不无关系。写到这里，笔者想起了 NHK（日本国家广播电视台）《聚焦现代》节目制作的一期特辑，名叫"30 多岁的人急速增加的过劳死和过劳自杀"（2002 年 10 月 16 日播放），该节目对最近 5 年内过劳死、过劳自杀者的 67 位遗属做了问卷调查并进行追踪采访。其中讲到一名负责空调维修的男性员工，因工作极端忙碌，最后劳累过度而死。据说他的手机经常接到工作相关的电话，上司还对他说："手机要是打不通就扣你钱。"

技术压力——不安症和上瘾症

美国临床心理学家克莱格·布罗德所著《技术压力》（池央耿、高见浩译，新潮社，1984年）一书，研究了电脑对工作的影响，是一部不可忽视的经典作品。

网站"IT术语词典"就"技术压力"一词作了如下解释："是由使用电脑而引起的神经失调症状的总称，指由于不会使用、不能够适应电脑而对技术产生的不安，或由于习惯使用电脑而产生的过分依赖。"上述词典进而对"技术不安症"和"技术依赖症"作了阐释。

"技术不安症"：尽管不擅长操作，但却硬着头皮使用电脑，结果倍感压力，甚至身体状况也受到了影响。具体表现为心跳加速、呼吸困难、肩周炎、眩晕等自律神经失调症状，甚至会得抑郁症，这在因工作而不得不使用电脑的中老年白领阶层中较为常见。

"技术依赖症"：是指因为不加节制地使用电脑导致的失调症状，没有电脑就浑身不自在，感觉和人交往很麻烦，此症状多见于年轻男性电脑爱好者。

上述网络词典是以布罗德的《技术压力》为依据的，让我们先来看看他是怎么说的：

电脑最吸引人的地方是那快得令人难以置信的速度。电脑能够在瞬间准确地完成工作，于是我们期待它能缩短工作时间，让工作本身变得轻松，给予我们更多的闲暇。诚然，电脑能够缩短每个个体的工作时间，但整体上的工作量反而增加了。过去一天才能完成的工作，今天只需几小时甚至几分钟就能完成，人们的时间观念被极度压缩，发生了巨大的变化。

医院行政人员被淹没在电脑打印文件堆成的小山里，保险公司职员敲击电脑键盘的次数会被自动统计。对这些人来说，电脑是造成压力的罪魁祸首。至于那些使用电脑进行创造性工作的人，比如用光笔和VDT（Video Display Terminal，影像显示技术）设计建筑物的建筑家们，还有进行模拟飞行的航空工学技术人员，电脑也并未给他们的工作带来变化或者平衡。

在办公室职员中，因为电脑的普及而受到影响最大的是粉领阶层（属于女性的职业种类和领域）。由于实行了办公自动化，她们的工作被细分为数个子程序，因为难度下降，工资也随之降低了。

因为时间感觉被扭曲，经营者也和处理日常杂务的一般员工一样患上了"电脑依赖症"。时间被电脑压缩、加速，一天、一小时、一分钟的意义和从前截然不同了。日程安排得过紧，管理层和一般员工一样，都在为了工作而疲于奔命。如今，公司高层在出差或者休假途中也要打开电脑，阅读下级呈上来的报告、参与各项决策。商用便携式电脑一经问世便大受欢迎，因为使用这种电脑可以在晚饭后和周末处理工作上的事情，实质上是变相地延长了上班时间。

乍看之下，布罗德的《技术压力》一书是从电脑技术层面开始论述的，其实，他的文字处处强调"工作量过大"和"工作日程过密"，这一点不容忽视。从这个意义上来说，正如山崎喜比谷指出的那样，"技术压力"的根本原因是"过重的工作压力和长时间过密劳动"产生的"法向应力"（normal stress，物体由于外因而变形时，在物体内各部分之间产生相互作用的内力），小仓一哉和藤本隆史对这一观点进行了验证。

软件开发现场：
"加班理所当然""假日也要工作""抑郁症患者剧增"

布罗德在其《技术压力》一书中指出：使用 VDT（视觉显示终端）会导致眼睛疲劳和脖颈、肩周、手腕疼痛等不适症状，不可小觑。早在该书出版前二十多年，此类症状主要出现在被称作"VDT 操作者"的劳动者人群中，而今天，这一健康问题已经扩展到所有职场白领员工的身上了。

前文提到，联合总研曾做过一项题为"IT 工作和职场结构所受影响"的调查，对 IT 相关工作频率、IT 工作负担量以及按照世界卫生组织（WHO）的精神健康调查表而制作的整体健康状况问卷调查表 GHQ（General Health Questionnaire）的数据进行了分析，得出的结论是 IT 相关工作频率越高的人、在 IT 相关工作中越是感到有负担的人，其精神健康程度越低。

日本厚生劳动省针对 14 000 名（有效回收率为 71%）办公室人员和销售部门人员进行的调查"平成十五年（2003 年）技术革新和劳动的实际情况调查"（2004 年 8 月发表）显示，因为使用电脑等机器导致精神疲劳、压力的比例在一般员工中为 35%。按照平均每天的 VDT 作业时间来看，作业时间越长感到精神疲劳的比例越高，如果作业时间在 6 小时以上，这一比例会达到 42%。

在 VDT 作业过程中，感到有身体疲劳或类似症状的员工比例，比感到有精神疲劳或压力的员工比例要高，达到整体的 78%。身体疲劳的具体表现为：眼睛疲劳、疼痛，占 92%；颈椎痛、肩周炎，占 70%；腰部疲劳、疼痛，占 27%。

既然在现实生活中，连信息技术的使用者都出现这样的状况，可想而知，软件开发人员的工作是多么辛苦。在与互联网工作相关的网站上，有个叫"编程者 SE"的网页，上面充斥着"好累""拼体力的活""真想好好睡一觉""加班天经地义""假日也要工作""数码土木工"（即 IT 技术员，是一种带戏谑意味的网络用语，相当于中文里的"程序猿""IT 狗""码农"等）"过劳死多发"这样的字眼。

《日经商务》2005 年 4 月 25 日刊出一期名为"汽车、铁路、电机质量崩溃"的特辑,其中一篇名为"令人疲惫的工作现场,'快要不行了'"的文章,以一家配合开发商参与竞争的软件外包公司为例,现场报道并分析了其员工的工作情况。

这则报道的依据是日本经济产业省实施的"平成十五年度特定服务行业实际情况调查"(2004 年 11 月公布)。据这份调查统计,"信息服务业"的年销售额达 142 000 亿日元,从业人员人数为 567 000 人,有 7400 家公司,50 人以下的公司占整体的 60%,超过 500 人的公司仅占整体的 2.5%。上述报道就此解释说:"日本软件开发行业的整体结构呈金字塔形,一小撮大公司下面挂着无数小承包公司,底边非常大。"

在这一金字塔底边从事软件开发的员工的境遇相当悲惨,"工作任务增加了,却不增加人手,工作堆积如山,只能在深夜和休息日加班"——这就是他们的工作方式,或者说是被迫工作的方式。写这篇报道的记者在其采访记录中表示:软件开发第一线"抑郁症患者剧增"。造成这种情况的导火索正是长时间加班。本田(化名,46 岁)是一位资深编程人员,在东京都内一家员工人数为 50 人的软件公司工作,对他来说每月加班 50 个小时是家常便饭,快到交货期的时候还会超过 100 个小时。

他所在的公司从事手机软件开发。手机终端设备竞争激烈,每年都有很多新机型问世,随之增加的众多新功能使软件变得越来越复杂。临近发售却突然改变样式的事情也不少,"每当交货期快到的时候，底层软件公司就得加班，节假日不休息，甚至几天几夜不睡觉地干"。同时，他们还不得不与人工成本比日本低很多的中国和印度的软件公司竞争。这就是日本信息服务产业第一线的情况。

第三章　被消费改变的雇佣与劳动

——消费型资本主义的陷阱

消费型资本主义的产生

按照经济学的一般原理，劳动者根据雇主提供的工资率（每小时工资）可以自由选择工作时长。如果劳动者的工资率低，为了增加收入，可以牺牲闲暇时间，增加工作时间；如果工资率足够高，就可以减少工作时间，享受更多的闲暇时间。

如果这个观点正确的话，一般来讲，随着资本主义的发展，全国劳动者的平均工资增加的话，工作时间就会逐渐缩短。另外，就同一国家的同一时代而言，一般来讲，低收入劳动者比高收入劳动者的工作时间要长。然而，现实生活中却并非如此。二战后长期以来，日本经济发展迅速，人均国内生产总值和人均收入在世界上名列前茅。然而，即便是在今天，日本人的闲暇时间或自由时间也是发达国家里最少的。

一直到 20 世纪 80 年代初，美国人的工作时间大体上呈缓慢减少的趋势，之后，由于经济停滞甚至衰退，人们的工作时间反而开始增加了。在 20 世纪 90 年代，尽管美国经济从长期的停滞状态中挣脱出来，出人意料地走向了繁荣，但人们的工作时间却仍在不断增加。

从收入和职业来看，工资率越高工作时间越短、闲暇时间越长这一说法也是与现实不符的。日本总务省公布的"劳动力调查"显示，2004 年，在日本公司长期雇佣的员工之中，"干部"的工作时间为 2408 小时，一般员工的工作时间为 2308 小时。这恰恰与刚才的观点相反，干部比一般员工的工作时间还多 100 个小时。在第一章我们讲过，以职业而言，管理类、专业类、技术类工作者，以学历而言，有大学文凭的人，以人种而言，白人——也即中产阶级上层白领——的过劳现象最为严重。换言之，现实是不论美国还是日本，高收入阶层比低收入阶层的工作时间更长。

为什么会出现这种现象？朱丽叶·B.斯格尔从经济社会学角度对这一问题进行了解析，对我们启示良多。

她在《过度劳累的美国人》一书中，对美国长时间工作的实际情况及其原因进行了剖析，再度挑起了自 20 世纪 30 年代以来长期被人遗忘的关于工作时间的争论。斯格尔指出，造成美国人过度劳累的原因是"工作与消费循环"（work and spend cycle）。

斯格尔所著《浪费的美国人》（岩波书店，2000 年，原作 1998 年），便是从劳动的对立面——消费，来论述这一循环过程的。在这本以美国社会"新型消费主义"为主题的书中，作者将现代社会称作"消费社会"或"消费型资本主义",其动力在于现代消费的竞争性。她指出,随着资本主义的发展,劳动大众的工资水平有一定程度的提高,以中产阶级为核心形成了大众购买力,以消费为实现自我目的的浪费型生活方式成为大众化现象,进而形成了消费型资本主义。从这个意义上讲,美国和日本分别于20世纪20年代和60年代进入了消费型资本主义阶段。

竞争性消费和"工作与消费循环"

正如斯格尔所说,每个人在消费方面都有攀比心理,都喜欢和别人比富、向别人炫耀。下述专著分别从不同方面对消费行为的这种特性进行了阐述:①凡勃仑的《有闲阶级论》(1899年),论述了有钱人的"炫耀性消费";②杜森贝利的《收入、储蓄、消费者行为理论》(1949年),以"与(邻居)琼斯一家的攀比"为主题展开了议论。和凡勃仑所生活的时代相比,今天有越来越多的人加入了竞争消费的队伍。此外,与杜森贝利的时代不同的是,今天的人们已不仅仅是在和邻居攀比。

当今社会,人们进行社交和竞争的场所从狭隘的邻里扩展至职场社会和健身房、美容院及各类为娱乐活动修建的商业设施。特别是随着大量女性进入劳务市场,攀比消费之风扩大到社区外部，消费竞争被触发的机会也就越来越多。不仅如此，与从前相比，模仿别人、与人攀比已成为一种交流方式，与名牌意识相仿，这些行为变成了一种显示自我身份和社会地位的手段。

如果一名工资不高的普通职员，开着价值500万日元（约合5万美元）的高级轿车，一般来讲，与其说他是图实用，倒不如说是讲排场。有的人戴着价值几十万日元的劳力士，不是为了看时间，而是为了炫耀。

男人也好女人也罢，只要经济上多多少少有些富余，就会在吃穿用度的每一个方面攀比，自己用什么东西、在哪家餐厅吃饭、假期去哪儿玩、孩子在哪所学校上学，等等。现代消费的这一性质因广告业和大众媒体的发展而不断被强化。人们看到电视剧中人物的生活方式，看到屏幕里明星的穿着打扮，就会尽量向他们看齐。

在美国，已婚女性的全职就业率高，学历和工资相当的男女结为伉俪的例子很多。因此，夫妻二人都是高薪资、有双份收入的家庭正在逐渐增多。由于很多家庭都是双职工，单职工或单亲家庭的人看到富裕的邻居去国外旅游、到高级餐馆就餐、在孩子的教育上大量投资，就算不情愿，也会忍不住和邻居攀比起来。

在这种消费环境下，人们不认为过朴素的生活是美德，为了得到想要的东西，哪怕工作再累、工作时间再长，也会通过加班或者回家工作，尽量多挣些钱。即便如此也还是挣不到足够多的钱的话，就透支将来的收入，贷款或者用信用卡支付。要是有存款，也可能零取出来花掉。而这么一来，为了填补贷款和存款的大洞，就只有比以前更加努力地工作。

今天，不论在美国还是日本，多数申请自我破产的案例是贷款卡造成的：信用卡刷卡过度、陷入多重债务，最终被迫申请个人破产。根据最高法院公布的数字，2003年，自我破产申请人数刷新了过去的最高纪录，达到242 377起。据说，这些人大半是因为还不起从信用卡或贷款卡借的高利贷而申请个人破产的。

消费主义既铺张浪费也污染环境

说到20世纪90年代，正是美国个人消费活跃、经济空前繁荣的时期。与之相对，日本个人消费低迷，经济被长期萧条压得喘不过气来。尽管如此，人们对名牌首饰、包、化妆品等奢侈品的追求却一点都没有减弱。

据2003年版的《通商白皮书》统计，法国高级名牌路易·威登的日本法人"路易·威登日本"（Louis Vuitton Japan）未受日本经济状况的影响，2002年全年销售额刷新了历史最高纪录（1357亿日元）。从20世纪90年代后半期开始，香奈儿、爱马仕、范思哲、路易·威登、麦丝玛拉、登喜路、乔治·阿玛尼、马克·雅可布、卡地亚、贝纳通等国外名牌和大牌设计师就开始在大阪的心斋桥和西梅田等地大规模地开店营业了。

现在流行教育投资一词，"投资"消费也存在竞争现象。在日本，家长们经常为这些事情烦恼：什么时候给孩子买电脑？要不要让孩子学钢琴、上钢琴课？想让孩子进有名的幼儿园和学校该怎么办？今天，教育资源与住宅相似，都是最高价的商品，家长们只有参与竞争才有可能得到它。

这样的消费竞争从性质上来说，就像无限循环的履带一样，永远得不到满足。不仅如此，人们消费越多就越感到不满足，越感到贫穷。究其原因，随着消费的增多，欲望也在膨胀，想要的东西越来越高级，若以新的消费标准来衡量，就会发现已经满足的欲望不过是其中很小一部分。这样一来，人们为了满足欲望，就不得不拼命地工作。

这样的消费竞争不仅是为了虚荣和面子，也是为了满足生活需要。若以这样的观点来看，那么花大价钱去买不需要的东西就具有了浪费的色彩。说到底，消费是指为满足需求而支出货币，而浪费性消费竞争会让人为了尽可能多赚一分钱而拼命劳动，不管情不情愿。挣了钱就花，为了消费而过劳，这就是斯格尔所说的"工作与消费循环"。

过度消费导致过度劳累。不论以个人还是以夫妻为单位来看，人们的工作时间都被延长，自由时间被削减了。结果，人们的家庭生活遭受了损害，PTA（Parent-Teacher Association，家长教师协会）也好，社区活动也好，都受到了影响，社区公共事业无法顺利进行，进而危及社区生活的正常运转。

现代消费主义对环境也是有害的。消费产生废弃物，人们买的东西越多，扔掉的东西也越多。各位读者的家里大概也有几台虽然没坏却再也用不到的文字处理机、个人电脑或者游戏机吧。

消费主义的诱惑虽然与低收入群体无缘，但现实中，如果他们有了钱，也无法避免被卷入其中。如果经常买不起想要的东西，就难免产生无能、无奈、失落和绝望的感觉。这些感情最终将造成个人的不幸和社会性犯罪。美国是一个"上层中产阶级"（upper middle）的国家，但我们不能忘记，它同时也是一个"穷忙族"（working poor）的国家，时薪非常低，低到有几千万人即便长时间工作，也不能满足最低限度的生活需求［戴维·K.希普勒，《穷忙》（*The Working Poor*），2004年，日译版预定由岩波书店近期发行］。

在日本，即便是小时工、兼职员工等按小时计薪的劳动者，每周工作时间超过40小时的人也不在少数。"劳动力调查"对2004年年度平均工作时间作了调查，据称，年收入在100万~300万日元的阶层中，每周工作时间在40小时以上的有1094万人（占所有劳动人口的22%）。比如，时薪为850日元的小时工和临时工要想得到200万日元的年收入，即便全年无休，一周也得工作45小时以上，一年工作2300多小时。如果他们仅仅靠自己的劳动收入维持生计，没有其他收入来源的话，他们是无力参与上述消费竞争的。

"美好的交易时代"

　　由前述可知，消费型资本主义具有延长工作时间的倾向。不仅如此，消费型资本主义还加剧了就业的不稳定性。罗伯特·B. 赖克在《胜者的代价——新经济的深渊和未来》(清家笃译，东洋经济新报社，2002 年，原版 2001 年) 一书中对这一现象进行了极有价值的论述。

　　赖克曾于克林顿政府担任劳动部长一职，在任期内，他整日埋头于工作，既没有和家人交流感情的时间，也没有一个人独处的时间。一天晚上，他打电话给小儿子说，在他睡觉之前回不去了，但是第二天早上会跟他说"早上好"。儿子却回答说："你回来就叫醒我，再晚也没关系。"就这样，赖克辞去了劳动部长一职，并根据自己的个人经验开始深入思考："我们为了收入而工作，若说我们因此而变得富有，为什么我们的个人生活却这样贫乏呢？"带着这一问题意识，罗伯特写了《胜者的代价》。该书的中心思想浓缩在下面这段话中：

　　　　作为买方的我们越容易选择更好的商品和服务，作为卖方的我们就越要吸引消费者、维持顾客、抓住机会、签订合同，并为此而拼命奋斗。结果，我们的生活节奏也越来越紊乱。

　　这里所说的"作为买方的我们"和"作为卖方的我们"，大多数是靠工资购买消费品的劳动者阶层。正如赖克所说，我们既是消费者又是劳动者，现代社会使我们的生活陷入紊乱，但同时，我们也身处一个"美好的交易时代"。在互联网、卫星通信、光纤等信息通信技术的推动下，经济活动日益全球化，从前以商品为中心的经济转型成了以服务为中心的经济，一个新的时代到来了。

赖克书中出现的"New Economy"（新经济，最初指"经济周期消亡，经济持续增长"，现在指"互联网时代的经济"），其原动力还是技术。在通信、运输、信息工程领域，技术进步之迅猛令人眼花缭乱，销售商之间展开了激烈竞争。所有的企业、所有的组织为了生存下去，必须锐意进取，不断改革，削减成本、增加附加价值，提供更好、更快、更廉价的新产品和服务。因而，今天的消费者不论身在何方，都能迅速买到世界上任何地方生产的、质量和价格都令人满意的商品。

工作很辛苦，就业不稳定

新经济让人们的工作和生活发生了巨变。赖克谈到，过去的经济有三大特征——"工资稳步上涨，就业稳定""劳动强度有限"以及"工资差距缩小，中产阶级扩大"。今天情况却完全不同了。稳定的工作只为一小部分人所拥有。一天 8 小时、一周 40

小时的工作制已经成为过去，取而代之的是一周 7 天 × 24 小时的工作制。永不休眠的全球化市场要求商务 24 小时化。如此一来，人们的工作时间就要延长，工作强度也会加大。

新经济的诸多因素驱使着人们从事长时间劳动。赖克指出，由于技术革命的飞速发展，就业不稳定性增大，竞争日趋激烈，新经济正是在这样的背景下形成的。速度是抓住消费者的关键。人们为了挽留顾客、提高速度、降低成本，不仅追求更长时间和更大强度的工作，还倾向于雇佣兼职员工、派遣制员工等工作性质更加不稳定的员工。消费者为了更快买到更便宜、更好的东西而进行竞争，同样会导致劳动时间的延长和就业的不稳定。

贫富差距拉大，富裕阶层和贫困阶层在住宅、社区、学校及其他生活环境上的优劣分化越来越严重，金钱对人来说越来越重要，人们赚钱的欲望也越来越强烈，几乎成了一种强迫症，这一切都助长了长时间工作制度的形成。要想钱够花，必须多赚钱；要想多赚钱，必须多工作。

赖克指出，新经济造成就业不稳定，工作时间加长，贫富差距加大，甚至还会导致家庭的崩溃和社区的解体。更令人忧虑的是，置身于这种社会环境里，人们无法再过本分的生活。于是，为了缓和新经济带来的不公平和不公正、保障人们的正常生活，赖克提议采取各种改善措施。

就如何化解长时间工作给家庭生活带来的危机，他提出了以下建议：其一，要求企业实行弹性化工作制度，让员工有时间承担家庭责任;其二,让需要照顾老人或小孩的员工带薪休假;其三,因为劳动者从事的工作属于有偿劳动,所以应建立制度,将劳动者本人必须负担的育儿或看护老人的费用作为"必要经费",从所得税中扣除。

单从上述内容来看,赖克似乎是在主张缩短并限制工作时间。然而,由于曾在一个管制较为宽松的时期担任劳动部长,他对工作时间的根本态度也是支持放松管制,而对于通过法律限制或者缩短工作时间的做法,他是持慎重甚至消极态度的。其原因在于,赖克认为"美好的交易时代"能提供更好、更快、更廉价的商品和服务,这是无法放弃的;此外,人们要想享受富裕的生活,就必须长时间工作、赚更多的钱,为此便不得不放弃缩短工作时间的念头。

以生产休闲服装著称的衣料公司优衣库在中国设厂,利用低成本的优势生产出低价格、高质量的商品,这样的经营战略对日本国内的工作时间和就业情况产生了重大影响。这个案例有助于我们理解赖克的观点。如今,日本企业竞相将工厂迁至外国,特别是中国等东亚各国,大企业在国外开展生产的比例超过三成。日本企业在中国、泰国、墨西哥等工资低廉、劳动条件相对低下的国家生产商品,再进口到日本。这一点对消费者来说是非常受欢迎的,因为可以买到物美价廉的商品;但是对劳动者来说,就业机会减少了,工资也减少了,工作时间却延长了,虽然消费品的价格有所下降,但总的来说仍是得不偿失。

便利店和深夜营业

消费者不仅对商品的价格和质量有所要求，同时也追求便利性，这也是导致工作时间延长、就业不稳定化的主要因素之一。在这一点上，日本24小时营业的便利店和全国各地翌日达的上门送货服务虽然给消费者带来了方便，同时却也对工作时间和消费生活造成了难以估量的影响。

这并非新出现的问题。便利店的深夜营业和翌日达快递服务象征着消费者对便利性的过度追求。过度的追求催生了"just in time"制度（所需商品在指定时间送达的服务方式），这种制度又催生了过度的服务竞争，从而妨碍了工时的缩短。20世纪90年代初，国民生活审议会一份题为《构筑重视个人生活的社会》的报告（日本大藏省印刷局，1992年）就指出了这一点。

2004年，日本经济产业省公布了"商业统计调查"，指出（全国）便利店总数（企业所属）约为43 000家，年销售总额约为69 000亿日元，就业人数约为64万人。最近，虽然在写字楼、医院、大学校园、宾馆等地都能看到新的便利店开张，而且日本的便利店还开始进军国外市场，但实际上日本国内的便利店增势是有所放缓的。

2004年，约八成的便利店都是24小时营业，但在1991年只有两成，这样看来变化还是很大的。24小时营业的便利店之所以不断增加，一是因为日本政府放松了对零售业的管制，二是因为人们的生活方式多种多样，生活时间发生了变化。再来，夜间活动人数不断增加与经济活动 24 小时化互为表里、相辅相成，也是造成上述现象的原因之一。

便利店全年无休，24 小时营业，支撑这一产业的正是约占便利店从业人数八成的小时工和兼职员工。便利店，顾名思义，其特点就是便利性，从白天到晚上，从晚上到早上，正是因为那些在不同时间段倒班工作、为数众多的小时工和兼职员工，这种营业模式才得到保障。其实，不仅便利店实行"全年无休 24 小时营业"制度，近年来，超市、百货店、快餐店、餐馆以及其他零售业、饮食业和服务业也大幅度延长了营业时间。支撑这些行业的同样是那些以小时工和兼职员工为主的、为数众多的、不稳定的非正式劳动者。

虽然从超市中分化出了 24 小时营业的便利店，我们却不能简单地说一句"方便多了"。只要稍微动用一下想象力，就能明白在那里工作的人们过着怎样的生活（请参照序章中在超市工作的家庭主妇的稿件）。或者，看看下面这份稿件，你一定会心生疑问："只要方便，什么都无所谓了吗？"

我一个人生活，每天忙着上课、做课题、准备资格证考试，还要打工，一天的时间眨眼就过去了。晚上 8 点一过，冰箱里总是空空如也。这让我很为难，因为附近的超市都关门了。不过，最近新开了一家营业到深夜的超市，我很喜欢，经常去那儿买东西。

因为以前也在超市打过工，所以我知道，到了晚上，收银员都会随身佩戴防盗铃，保安人员也会增加。此外，便利店和自动售货机彻夜运转，有人批评说，这样一来夜间电力消耗量增大，给环境造成了负担。深夜营业确实是件让人高兴的事，但真去了就会发现这个时间段店里根本没有几个客人。这难道不是在浪费能源和资源吗？不会诱发犯罪吗？我一边购物一边思考。对经营者来说，这样做也会增加人工费和成本，最后真的会有利润吗？（《朝日新闻》，2004年6月2日，女大学生，京都市，20岁）

快递的便利性与过重劳动

与便利店和超市相似，快递服务的经营优势也在于方便。通过指定时间段的翌日送达服务，人们可以将快递寄往日本国内几乎任何地方，若是近距离快递，则可实现当日送达。日本国土交通省"快递服务业绩"调查显示，1985—2003年，快递（卡车运输）的货物件数从4亿9300万增长到了28亿300万（新邮局新邮包除外）。除此之外，快递服务也参与信件投递，2003年度，信件投递业务量达到13亿4500万册。

快递业以工作时间长而著称，眼下虽尚无专门的快递业工作时间统计，但公路货物运输业的工作时间可参考厚生劳动省的"每月劳动统计调查"：不包括无偿加班在内，每月有偿劳动时间达

184 小时，每年工作时间达 2300 小时（2003 年平均值）。据日本总务省"劳动力调查"统计，包括无偿加班在内的实际工作时间为每周 50 小时，每年 2600 小时。其中，男性员工的工作时间为每周 53 小时，每年工作时间达 2700 小时以上。在从事公路货物运输的男性员工中，仅就负责快递收货、送货等工作的"销售人员"而言，每周平均工作时间竟长达 56 小时，换算成每年工作时间约为 2900 小时（2004 年平均值）。

2004 年，所有产业的年平均工作时间约为 1700 小时。按照这个时间计算，快递行业的加班时间为一天 5 小时，一周 25 小时，一个月 100 小时，一年 1200 小时。本书序章开头曾提到，厚生劳动省指出："若规定时间外劳动或假日劳动的平均工时超过每月 100 小时，或者在 2 ~ 6 个月里，每月平均工时超过 80 小时，就属于超负荷工作，可能会引发心脑疾病。"换句话说，这就是过劳死的警戒线。按照这个标准，包括快递行业在内的公路货物运输业的"平均"工作时间已经超过了过劳死警戒线。劳动基准市民监察员网的简易咨询版块上有一份运输公司员工之妻投来的稿件，这样看来，其内容也是相当可信的：

简单写一下我丈夫一周的工作情况：每天 8 点半至 18 点，装卸货物，其间总共能在卡车里休息一个小时左右；18 点至翌日 4 点，开车、装卸货物，其间能在卡车里歇息一个小时左右；4 点至 8 点半，睡觉，偶尔睡到 9 点左右。每天如此。

简单计算，他每天要持续工作 18 个小时（回家时除外）。最近他的睡眠时间减少了，昨天只睡了 2 个小时。工资计件，除社会保险等费用外，每月能拿到 23 万日元左右。完全没有加班费或深夜工作补贴。

不仅是快递行业，超长时间的超负荷工作普遍存在于卡车运输业中，导致司机过劳死或产生健康障碍。不仅如此，还屡屡引起交通事故，致使许多人丧生。即便不伤及人命，快递行业为了追求全国各地翌日送达和近郊当日送达的便利性，而在生产线上采用"按时、及时"（just in time）的工作方式，在便利店采用多频次送货，这些都加重了交通拥堵，给人们的生活带来了预料之外的不便。

2005 年 4 月 25 日，JR 西日本的宝冢线（福知山线）发生脱轨事故，造成 107 人死亡、500 多人受伤的惨剧。此次事故说明，JR 西日本公司在利润优先原则的驱动下，为了竞争车速，在安排列车运营时刻表时没有留有富余时间，这是造成悲剧的主要原因。不仅如此，乘客对这一模式并未表示否定，他们的时间意识和速度意识也相当成问题。列车乘客在生活中因过于密集的日程而奔波忙碌，对上班族来说，列车晚点可能会让他们上班迟到，影响到开会和与客户谈业务，甚至使自己的信誉受损。不只铁路公司，乘客也讨厌富余时间和列车晚点，整个社会都在要求速度。列车追求正点运行，不允许有一分钟的误差；快递追求按时送达，一定要满足客户的要求。殊不知，这种服务恰恰是和安全、放心的保障背道而驰的。

发展迅猛的网购背后仍是体力劳动

以互联网为主导的新经济给商业活动带来了巨大变化，同时也给人们的消费和工作生活带来了巨大影响。

据 2005 年版的《信息通信白皮书》（总务省）统计，有 87% 的网民表示"经常通过网络收集商品信息"；在通过电脑上网的人群中，89% 的人有过网购经历（包括网上订货、网上预约）；而有用手机网购经历的人仅占 18%。近来，网购频率大幅度增加，在通过电脑网购的人中，平均每人每年的购物金额达到 95 000 日元。

在通过网络购买的商品中，数量最多的是"书籍、杂志"（如图 3-1 所示）。以网上书店亚马逊为例，书籍、杂志不仅种类齐全，而且从下单到送货只需很短的时间，速度之快令人惊叹。

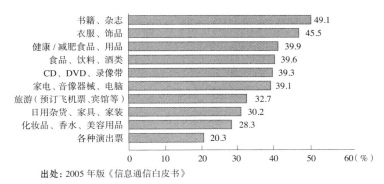

出处：2005 年版《信息通信白皮书》

图 3-1 电脑网购商品目录（多项选择）

以笔者个人的经验而言，在修改本书书稿的过程中，我于某个周一凌晨从亚马逊网站上订购了一本横田增生的卧底报告——《Amazon.com 的光与暗》（信息中心出版局，2005 年），亚马逊售前宣传曾承诺"24 小时以内送到"，结果比这个速度还要快，第二天，也就是星期一上午就送到了我家。

横田增生在书中对亚马逊送货神速的秘密进行了深入浅出的剖析。众所周知，网上下单轻松简便，只需点击一次，订单就会传送到亚马逊的物流中心，这是通过高科技来完成的。然而，后面的工作就是与高科技不沾边的手工作业，更直白地说就是体力劳动。在存放着 50 多万册书籍的亚马逊物流中心，日通 Pelican 物流公司承包了物流业务。平时总有 200 个小时工（登记人数为 400 人）在这里以 1 分钟 3 册书的速度分拣订单中的书籍。"工作中听不到临时工的笑声，也听不见交头接耳的声音"，就算这样拼命干活，也鲜有能在 1 分钟之内找出 3 册书的。就算是老手，实际上也只能做到"平均每分钟 2.5 册"。

说起小时工，人们自然而然会联想起高中生、大学生之类的年轻人，然而在亚马逊工作的小时工大半是"30 ~ 59 岁的男男女女"，他们的"劳动合同以两个月为期限"，只能挣小时工资，没有医疗保险和养老保险。2003 年 1 月，横田增生开始在亚马逊打工，当时的时薪为 900 日元。从 2004 年 1 月份开始，下调至 850 日元。不论连续工作多少年，时薪都不可能上调，实际上"十个小时工里也没有一个能干满一年"。

另一方面，亚马逊的客服却相当到位。订单金额超过1500日元就可免运费。横田增生在书中说，点击亚马逊网站最上面的"my store"（我的商店），就可以打开以客户名字命名的"商店"，比如笔者的"森冈孝二先生的商店"，从中能看到"推荐商品"和"推荐新品"，言下之意就是"您大概会对这些书感兴趣"。这些信息也会发送到客户登记的电子邮箱。换言之，"投其所好，量身定制"正是亚马逊对消费者采取的主要营销策略之一。

这种顾客至上的营销模式颇受欢迎，从2001年至2004年的3年间，亚马逊日本分公司的销售额增长了10倍以上，2000年11月开设网站时有20万顾客，2004年秋季增长至380万。

横田增生在书中详细描写了亚马逊物流中心临时工的工作，其中包括receiving（从代理商处收货）、storing（将书放到临时存放处的书架上）、picking（接到订单后，从书架上分拣书籍）和packing（将书捆包，准备出货）。其中，picking——分拣工作是作为重点来描述的。然而，作者没有对此后的物流工作进行进一步说明。

前文曾提到笔者曾在周一凌晨向亚马逊下单，第二天，即周一上午就收到了书，负责送货的物流网点就在千叶县市川市。从市川市到笔者居住的大阪府高槻市至少有600公里。这段距离需要送货司机以80公里的平均时速连续不休地开车7个多小时才能到达。笔者不清楚亚马逊物流中心到底是如何做到这一点的，但可以肯定的是，物流中心的小时工必须完成定额，公路运输员也需要长时间满负荷地工作，否则便无法在下单后的第二天将商品送到客户手中。

以速度取胜的单车信使

从某种意义上来说,快递提供的商品就是以"速度"为核心的服务。更明显的证据是,近年来在各大城市,除了一直盛行的摩托车快递服务之外,单车快递也开始迅速普及,人们称之为"单车信使"。在提供两种快递服务的企业网站上,可以分别看到对两种"信使商务"的说明:

现代商业重视速度。自从互联网诞生以来,网络技术日臻成熟,通过电子邮件和传真,信息可以在瞬时传递。但是,纸质文件却不能通过网络传送。您可曾遇到过这样的情况:"要马上将纸质文件送到客户那里!可我现在没时间啊……这该如何是好?"这种时候,请您使用"信使之翼"(Messenger Wing),我们将马上为您配送重要的纸质文件。

只要您一下单,离您最近的"信使"就会飞速赶过去,15 分钟以内就可以完成取件。从接单到送达只需 60 分钟。这就是单车快递提供的高质量服务。单车快递比摩托车快递服务质量更高,并可以"更便宜的价格"提供给客户。

若有十万火急的包裹，请您放心交给单车快递。

在美国首都华盛顿和纽约市都有过"单车信使"工作经验的本杰明·斯图亚特认为，该行业的目的在于"生产速度"，也即为追求时间和及时送达的城市商务提供"即时应需服务"（on demand service）（C.F.艾普施泰因、A.L.库尔贝格编，《和时间斗争》，2004 年，无日译本）。

"单车信使"不怕堵车，还能抄小路，可以挨家挨户递送小型文件。尽管"信使商务"呼吁单车爱好者以运动的心态来工作，但实际工作却并不那么轻松。信使用自己的单车送货，以按比例提成的形式赚取近一半的销售额。某公司的网站上写着服务费为 1～10 公里内 1050～3045 日元不等。至于一天能跑的距离，则写着"平均 80～100 公里；忙碌时一天能跑 130 公里以上；单车快递业身体就是本钱"。据该网站表示，在这里工作一年半的单车快递员每月平均销售额为 578 000 日元，收入为销售额的一半，约 289 000 日元。需要指出的是单车、指定的邮包、头盔等装备需要员工自备，还要自己上保险以防受伤。

在今天这样的高科技社会，走在"速度商务"最前列的快递员却在使用单车这种"低科技"工具。更有甚者，根据劳动合同规定，公司可以不必担负雇主责任，而只是以个人承包制的形式从劳动者身上榨取利润，这便是"身体就是本钱"的由来，是一种原始的商务模式。

学生打零工和消费型资本主义

由笔者指导的研讨课学生（2005 年 3 月毕业）在两年的时间里，以关西大学经济系的学生为对象，对学生打工的实际情况做了调查。2004 年 4 月 2 日的《朝日新闻》和 2005 年 5 月 30 日的《日本经济新闻》（两者都是大阪版晚刊）对上述调查的部分结果进行了报道。

根据 2004 年度的调查，在 275 份有效回答中，"持续性打工"的占 67%；"有时打工"的占 14%；"没有打工"的占 19%。将"持续性打工"与"有时打工"合计，可以看出八成以上的学生在打工。

表 3-1 按学年列举了学生平均每个月的打工天数、小时数、收入和时薪。由于是在四年级学生求职活动基本结束的 11 月进行的调查，所以不论哪个项目四年级学生的数值都是最高的。在 2003 年度的调查中，四年级学生的各项数值都比 2004 年的调查数字高，每个月的平均打工时间为 15 天，合计 82 小时，总收入为 86 786 日元，时薪为 998 日元。在 2003 年度调查中，每月打工收入的最高额按学年来看，一年级学生为 170 000 日元（每月打工 25 天，共计 200 小时）；三年级学生为 225 000 日元（每月打工 30 天，共计 180 小时，每月打工时间固定）；四年级学生为 280 000 日元（每月打工 28 天，共计 310 小时）（二年级学生的情况尚未调查）。上述案例虽然较为突出，仍可

说明部分大学生的打工时间和收入都超过了同一年龄层的正式员工或与他们持平。

表3-1 学生打工的天数、时间、收入和时薪

	一年级学生	二年级学生	三年级学生	四年级学生
月平均天数（日）	13	13	12	14
月平均时间（小时）	65	68	62	74
月平均收入（日元）	56 763	62 818	53 971	72 800
平均时薪（日元）	898	906	919	968

出处："森冈孝二的主页"关西大学经济系森冈研讨课程2004年度调查
注：天数、时间、收入、时薪是分别填入的数字的平均值，以学年为单位，所以平均收入并不等于工作时间与时薪的乘积。

根据2004年的调查，大学生打工的时间段八成集中在傍晚至深夜（其中七成集中在傍晚至前半夜，一成在后半夜）。对白天上课的大学生而言，这是理所当然的。然而，不可忽视的是，也有一成的学生在清晨及白天打工。

大学生在打工时从事的工种从多到少排序依次是：① 餐饮店店员；②便利店、超市店员；③家庭教师、补习班教师；④ 工地作业、保安、物业管理、停车场员工；⑤ 送货员、运输辅助；⑥小广告、宣传册、手纸、餐巾纸分发员；⑦ 零售店店员；⑧ 评卷、监考人员；⑨ 大型宣传活动的工作人员；⑩ 话务员、电话征订员、事务员、会计。值得注意的是，虽然上述

调查为多项选择，却也说明餐饮业、便利店、超市等行业若无打工学生的支撑便无法存在，特别是在第一位餐饮店和第二位便利店／超市打过工的人占上述问卷调查回答者的七成以上。

打工所得的用途，如**图3-2**所示，由多到少分别是：① 娱乐费；②餐饮费；③服装费；④ 储蓄；⑤通信费；⑥旅游费用；⑦书籍、杂志费用；⑧交通费；⑨学费；⑩房租。按性别来看，男生打工收入使用排第一位的是娱乐费，排第二位的是餐饮费，排第三位的是服装费；相比之下，女生打工收入使用排第一位的是服装费，第二位是娱乐费，第三位是餐饮费。储蓄在男生、女生的打工收入用途上都排第四位。

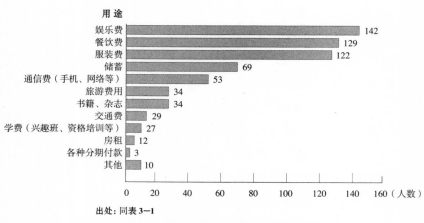

出处：同表**3—1**

图3—2 打工收入的用途（最多选三个）

108

值得注意的是，上述排序并未囊括大学生生活费用的全部项目。比如，一般来讲，在学生的生活支出中通信费应占较大比重，而在这次调查中，仅占到费用支出的第五位。可以推测不少学生让父母为自己支付了手机话费、网络费等通信费用。按理说学费（包括各类资格培训和就业指导专门补习班）、学生在校外的租房费用是学生生活费的大头，但这些费用一般也由父母负担，因此，在打工收入支出中所占比例甚微。

综上所述，尽管该项调查的对象仅限于关西大学的学生，但大体上可以得出以下结论：今天很多大学生都长时间打工，由此获得的收入被用于娱乐、服装、餐饮、储蓄、通信、旅游等。十多年前女学生之间流行的说法是"大家竟然都在用'路易·威登'"，而今天却大不相同，男女学生们让父母负担自己的大部分学费、房租和餐饮费，与此同时，"大家竟然都在使用带拍照功能的手机"，并为此进行攀比性消费。为了满足这种欲望，他们不得不每天都去打工。结果，学生就成了餐饮业、便利店等临时工劳动依赖型产业的"骨干"劳动力。

在美国的麦当劳，有 100 万年轻人以小时工、兼职员工的形式在这里工作。在日本，有 60 万人在便利店工作，有 400 多万人在餐饮业工作，其中大部分是以兼职员工或者小时工的形式在这里工作的在校高中生、大学生以及自由职业者。在这些行业，顾客来消费的时间段集中，所以需要短时间工休；又因为在深夜营业，必须实行倒班制，将工作时间切分为数个不同的时间段，十分不稳定，但正适合学生打工，也只有学生才能支撑这些行业。下面我们将深入探讨自由职业者的增加对招工和劳务市场带来的影响。

第四章 劳动管制的放松与两极分化

——自由职业者资本主义的巨浪

新自由主义和市场个人主义

如上所述，在发达国家，以 20 世纪 80 年代为界，此前缓慢但确实在推进的缩短工作时间的趋势戛然而止，时代的潮流重新转向过度工作。

这股"逆流"并非仅仅朝着增加工作时间的方向发展，其间众多企业不仅延长了正式员工的工作时间，同时将工作时间区分为不同的时间段，增加了兼职员工、小时工等非正式员工的人数。再加上政府在劳务政策方面放松管制，导致工作时间不再像过去那样标准，于是出现了多样化、分散化和个人化的倾向。

笔者想起 J.C. 麦森杰曾在其编著的《工业先进国家的工作时间和劳动者的偏好》（2004 年，无日译本）一书的序章中指出："过去二三十年间，几乎所有工业社会的工作时间都渐趋标准化。如今这一历史趋势却被工作时间的多样化、分散化和个人化取代了。"

　　本书已对最近世界各地的过劳和雇佣关系不稳定化现象的背景——全球化资本主义（第一章）、信息化资本主义（第二章）、消费型资本主义（第三章）等现代高度资本主义的各个方面进行了剖析。在第四章中，我们将从"自由职业者资本主义"（如序章所述，本书将以包括年轻自由职业者在内的非正规劳动者为主要劳动力的资本主义称作"自由职业者资本主义"）的角度分析雇佣关系的不稳定和工作时间的非标准化意味着什么，以及为什么会出现这样的现象。

　　笔者首先想到了"新自由主义"思潮，该思潮因英国首相玛格丽特·撒切尔（1979 年 5 月至 1990 年 11 月在任）、美国总统罗纳德·里根（1981 年 1 月至 1989 年 1 月在任）和日本首相中曾根康弘（1982 年 11 月至 1987 年 11 月在任）而闻名。英、美、日三国的领导人在 20 世纪 80 年代都提倡所谓的"小政府"，以福利型国家过于庞大为由压缩社会保障费用，为了扩大民营企业的赢利机会而推进放松管制、民营化和市场化。

　　这种新自由主义政治思想的基础是"市场个人主义"。杰弗里·M.霍吉逊在他的《经济学和乌托邦》（若森、小池、森冈译，密涅瓦书房，2004 年）中指出：所谓市场个人主义，就是通过最大限度地利用市场来保障个人的权利和自由，并从原则上否定国家力量对经济运行的调整、限制和干涉。因此，市场个人主义并不认为市场本身是在法律、习惯和道德的支撑下起作用的社会制度，也不认为不同文化、社会和历史背景下的市场分属不同类型。另外，市场个人主义将金钱和利己主义奉为圭臬，不认为在经济体制正常运转的前提下，信任、合作等社会纽带有任何正当作用。

劳动管制的放松和劳务中介商机

一旦将市场个人主义应用到劳务市场，就意味着把劳动力视为一般商品，那些为了保护劳动者、改善劳动条件而在各种领域针对雇主设立的限制将会被要求放松甚至撤销。

只要看看 ILO 宪章（1919 年起草，1946 年通过），就能知道历史上那些设立于劳动领域的制度有什么意义。ILO 宪章前文中所写的"限制工作时间，规定一天或一周的最长工作时间，调整劳动力供给，防止失业，支付适当的生活补贴，保护劳动者免于工作造成的疾病、疾患和受伤，保护儿童、少年人、女性，支付老人、残疾人津贴，保护在外务工人员的利益，承认同工同酬原则，组织职业和技术教育或其他同等措施"，表明了改善劳动条件的宗旨。

1944 年通过的《费城宣言》是 ILO 宪章的一项附属文件，其中提出了 ILO 的根本原则，即"劳动不是商品"。

然而，市场个人主义者却以这一原则已经过时为由而予以拒绝。其中,八代尚宏是主张放松劳务市场限制的代表性人物。同时他还是日本内阁"管制改革·民间开放推进会议"的委员。八代尚宏的《劳务改革的时代》(中公新书,1999 年)指出:劳务领域流行的"劳动不是商品""限制劳务市场是为了维护劳动者的尊严"等思想是一个世纪以前的产物,那时,广大劳动者与企业相比是"弱势群体"。但在现代社会,能与企业平起平坐并进行交涉的劳动者正在不断增加,上述思想便不再适用了。另外,八代尚宏还指出,今天社会上实行的工作时间限制是以过去工厂劳动者集体性、统一性劳动方式为前提的,但并不适用于占现代劳动者大半的、拥有多种技能及需求的白领阶层。

八代尚宏主张,雇佣政策应以劳动者个人的利益为中心来制定,工作方式应由劳务市场上的个人根据自己的意志来决定。从这种观点来看,放松对人才派遣业(见**图 4-1**)、业务承包业(见**图 4-2**)和收费职业介绍所(见**图 4-3**)等形态多样的"人才商业"的限制势在必行,对劳动时间的限制也应当废除。

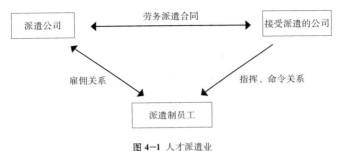

图 4-1 人才派遣业

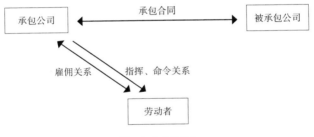

图 4-2 业务承包业

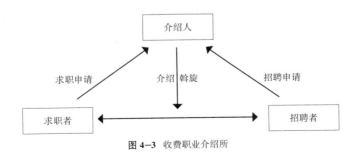

图 4-3 收费职业介绍所

引进"白领排除制"的目的

经济学家清家笃和八代尚宏一样，都是"管制改革·民间开放推进会议"的预备会议"综合管制改革会议"的委员。清家笃在同一会议雇佣、劳动分部的"第三年基本方针"（2003 年 5 月 6 日）中，提倡引进免除白领阶层工作时间限制的制度：

> 《劳动基准法》是为了保障在工厂从事固定工作的劳动者的人身安全和劳动条件而制定的。然而，与这一法律设立之初不同的是，今天大多数劳动者从事的是非定型工作，现行法律已经不再适用。
>
> 为了使真正适用《劳动基准法》的对象得到应有的保护，也应将从事非定型劳动的劳动者排除（exemption）在外，这样才符合劳动者的实际利益。有鉴于此，我们主张免除对白领阶层工作时间的限制。

究其实质，这是在要求日本劳务市场向美国看齐。欧力士公司的宫内义彦同时担任"综合管制改革会议"及其后续"管制改革·民间开放推进会议"的委员长。他在《经营论》（东洋经济新报社，2001 年）一书的开头指出："人们期待日本企业家所做的就是向美国看齐，学习其先进的经验。"

美国的《公正劳动标准法》相当于日本的《劳动基准法》，

该法案规定将占全部劳动者 1/4 的白领从工作时间管制的适用对象中排除。这些白领在工作时间上不设上限，也没有加班费（额外工资），这就是所谓的"白领排除制"（white collar exemption）。

自从第二次世界大战结束以来，美国在一个时期内一直维持着较为稳定的雇佣制度。蓝领阶层通过有组织的工会斗争，在工资和工作时间方面获得了某些成果，而白领阶层不仅受惠于此，还得到了比蓝领阶层更优厚的劳动条件。在这个时期，白领排除制的出现并不会引起轩然大波。但是在今天，除了少数例外，美国的白领阶层既没有工会组织，还被排除在《劳动基准法》的适用对象之外，不断遭到裁员、降薪，福利待遇也被削减，以至于出现了"白领榨取工厂"的说法。

工作时间和加班时间界限模糊？

八代尚宏和清家笃主张引进"白领排除制"，反映出了日本财界反对政府加强监督过重劳动、要求日本政府进一步放松管制的意向。2004 年 12 月，日本经团联（日本经济团体联合会）发表了 2005 年版的《经营劳动政策委员会报告》，报告中对财界的上述意向作了具体阐述：

在今天，工作效率未必和工作时间成正比，希望政府从放松管制的角度出发，大幅修改"裁量劳动制"（即绩效工作制或自由工作制），原则上将人数有限的白领阶层置于劳动时间限制的适用对象之外，并引进相应制度（白领排除制），从根本上改良劳动时间法。

在裁量劳动制的规定下，劳动者按照劳务合同规定的时间劳动。迄今为止，策划、制订方案、调查、分析等业务，基于其业务性质有必要使用裁量劳动制。也就是说，这些业务在工作内容和时间分配上不适合接受雇主的具体指示，因此多采用裁量劳动制。而日本经团联所说"大幅修改裁量劳动制"是指将裁量劳动制作为基本的劳务原则，扩大至整个白领阶层。

而在现实生活中，事实上如"课长"之类一定等级的管理人员，虽然与经营者的立场并不一致，也并非管理监督人员，同样有权向公司申请加班费，但几乎在所有企业，这些人都是被排除在支付加班费的对象之外的。从这个意义上来讲，在课长以及准课长等级的管理人员之间早就开始实行日本财界所推举的"白领排除制"了，现在只是将这一规则推广到所有工种和级别的白领阶层罢了。

2005年6月，日本经团联指出："尽管修改《劳动基准法》的动向正在朝放松管制的方向进行，但尚不充分。"随即公布了"有关免除白领阶层工作时间限制"的提议。

根据上述提议，对白领阶层来说，"思考"是其首要工作，并非只有在单位才能进行，工作结束后也可以进行自主性研究或自我提升。考虑到这些因素，尽管并非公司的业务，但也不能完全断定这些时间不是"工作时间"。这样一来，对白领阶层来说，"工作时间"和"非工作时间"的界限就变模糊了。现在，由于实行"成果主义工资制度"——工资不是根据劳动时间而是根据劳动成果来计算，再加上移动办公（通过便携式终端在单位之外工作）日益普及，工作时间和非工作时间的区别越来越模糊。这样一来，再将《劳动基准法》中规定的工作时间限制用在白领身上，就显得不合时宜了。同样，关于工作时间、休息、假日和深夜劳动的种种限制，原则上也不再适用于白领阶层，应当修改。

如果听从经团联的上述建议而引进这一制度，白领阶层就失去了应该遵守的法定工作时间标准，雇主也可以免除支付加班费的义务。这样的话，若不采取其他措施，工资就会因为不再支付原有的加班费而减少，而本来已经很长的工作时间今后却还会延长。

雇佣形式不断多样化，雇佣关系越来越不稳定

近年来，随着各发达国家不断在劳务领域放松管制，雇佣形式出现了多样化的趋势——若考虑到某些算不上雇佣的雇佣，连

劳务合同的形式都出现了多样化趋势。

雇佣关系的变化主要体现在没有劳务期限的正规劳动者（正式职工）的减少和有劳务期限的非正规劳动者的增加上。非正规劳动者可按雇佣形式和劳务合同分为以下四类：①兼职员工、小时工、合同工等直接聘用人员；②雇佣关系和用工关系相分离的派遣制员工（包括注册制和常规制）；③业务承包——订货方向承包方委托特定业务；④个人承包——个体户。

表4-1 按雇佣形式区分的劳动者分布状况（单位：万人，%）

雇佣形式	男女共计	%	男性	%	女性	%
雇员总数（董事除外）	5084	100	2924	100	2159	100
正式员工	3456	68.0	2441	83.5	1014	47.0
非正式员工	1621	32.0	478	16.5	1143	53.0
兼职员工	782	15.4	63	2.1	720	33.3
小时工	424	8.3	210	7.2	214	9.9
劳务派遣机构的派遣制员工	72	1.4	20	0.7	52	2.4
合同员工、返聘人员	248	4.9	131	4.5	117	5.4
其他	95	1.9	54	1.9	40	1.9

出处：总务省《平成十四年版就业结构基本调查》，2003年
注：1. 兼职员工、小时工的称呼因就职单位而异；
　　2. 受数值和写法的影响，总数和详情的合计不一定一致。

表4-1 将《就业结构基本调查》按照雇佣形式对劳动者的分布做了统计。从表中可以看出，现阶段，非正式员工占全部劳动力的1/3。在女性中，非正式员工已经超过总数的五成。雇佣形式的类别和各雇佣形式劳动者的比例请参照表4-2。

表4-2 不同就业形式劳动者所占比例（单位：%）

区分	正式员工	非正式员工	就业形式						
			合同工	返聘人员	借调人员	派遣制员工	临时工	兼职员工	其他
全体	65.4	34.6	2.3	1.4	1.5	2.0	0.8	23.0	3.4
男	80.0	20.0	1.9	1.8	2.2	1.0	0.9	9.6	2.6
女	44.4	55.6	2.9	0.9	0.6	3.4	0.8	42.5	4.6

出处：厚生劳动省《关于平成十五年就业形态多样化的综合实际情况调查结果概况》，
2004年

对上述数据进行进一步分析可以发现，本应属于直接雇佣的合同工实际上不是身份极不稳定的个人承包业者，就是由派遣公司转包给其他派遣公司的二次派遣人员，或者实际上是派遣制员工，为了逃避相关法律规定而伪装成承包业务的形式，这样的例子很多。看看大企业章程中的相关条款就会明白，大部分企业目标中都有人才派遣业这一项。公司本身为了对员工的雇佣进行管理，专门成立人才派遣公司，将正式员工转换为非正式员工。总而言之，除了少数例外，大部分非正式员工的雇佣关系都很不稳定，而且工资明显偏低。

2003年版《国民生活白皮书》对自由职业者的定义如下："15～34岁的年轻人（学生和家庭主妇除外），其中的兼职员工、小时工（包括派遣制员工）及有劳动意愿的无业人员。"据此定义，2001年自由职业者人数已达到417万人。NHK电视台一档名为

"417万自由职业者的冲击"（2004年3月7日播放）的特别节目就以此为话题，引起了极大反响。

最近的单身大学生毕业后往往继续和父母同住，在居住、饮食、家务等基本生活方面都依靠父母。这类人被人叫作"单身啃老族"（parasite single）（山田昌弘，《单身啃老族的时代》，筑摩新书，1999年）——这是一个和制英文短语，含有"寄生虫"或"寄食者"的意思。有人认为自由职业者人数剧增的主要原因就是上述未婚者增多了。也有人认为年轻人的劳动观念发生了变化，不愿被组织束缚住；还有人认为他们经常跳槽，说明就业欲望下降了。诚然，上述观点都有一定的道理，但都没有谈到问题的实质。我们认为造成自由职业者剧增的主要原因并不在于劳动力提供者，而在于需求者（企业）。20世纪90年代以后，企业采用了新的人才录用政策，长期控制新正式员工的录用人数，并代之以兼职员工、小时工、派遣制员工、合同工和个体户等。对广大年轻人来说，不论他们多想找一份稳定工作、成为一名正式员工，因为就业环境的不断恶化，这个愿望也难以实现。

雇佣形式的多样化和收入的两极分化

正如上述《国民生活白皮书》所指出的，日本经团联（原日经联）在其于 1995 年公布的《新时期的“日本式经营”》中将劳动力划分为以下三类：A．“长期积蓄能力应用型”（指的是长期雇佣的正式职员）；B．“高度专业能力应用型”（指的是有签约年限的低年薪的合同工）；C．弹性雇佣型（指的是小时工、兼职员工、派遣制员工）。其中，极力减少 A 类型人数、大幅增加 B 类型和 C 类型人数，使雇佣关系变得更加灵活并大幅度降低人工成本，是日本企业界正在大力推行的经营战略方针（如图 4-4）。可以说，日本企业界不断渗透并实行这种经营战略就是造成近年来毕业生就业环境不断恶化的原因。

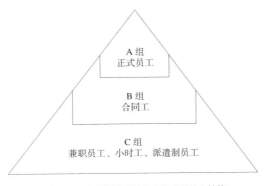

图 4-4 日本经团联描绘的金字塔形就业结构

年轻人的离职率高，据说进入公司后于三年内辞职者的比例分别为"七、五、三"——初中毕业的约占七成，高中毕业的约占五成，大学毕业的约占三成。有人宣称这是年轻人就业欲望下降导致的，然而，造成这一结果的原因不正是职场环境的恶化打击了年轻人的工作积极性吗？

不论是高中毕业生还是大学毕业生，好不容易被录用为正式员工，在职场等待他们的却是每周超过 50 小时甚至 60 小时的长时间工作。与其长期过度工作，把身体搞垮，不如趁着还没累死的时候赶紧辞职，也许这样还算有先见之明。

然而，就算成为自由职业者，也只能做做兼职员工、小时工或者派遣工，不论干多少年，年收入也很难超过 200 万日元。就算时薪有 850 日元，一年工作 2000 小时（一周 40 小时，一年 50 周），也才能挣到 170 万日元。而且这种工作很多都是一次性的，毫无未来可言。据 2001 年"Recruit Works"研究所的"非典型雇佣劳动者调查"统计，九成以上的自由职业者不能享受就业保险、医疗保险、养老金等待遇。

如前所述，自由职业者通常是指承担兼职员工、小时工和派遣工等工作的年轻人。若不问年龄，将非正式员工都看作自由职业者的话，日本堪称"了不起的"的"自由职业者社会"。如表 4-1 所示，不论男女，非正式员工总数共计约 1600 万人，占全部劳动者的三成以上。

森永卓郎的《在年薪 300 万日元的时代生活的经济学》（光文社，2003 年）是一本 2003 年度的畅销书。该书指出，现阶段平均年薪在 600 万～700 万日元之间的工薪阶层，在不久的未来，年薪将会降至 300 万～400 万日元。然而，看看**表 4-3** 就会明白，不用等到将来，现在日本的劳动者（雇员）中就有 1/4 年收入不足 150 万日元，一半不足 300 万日元，3/4 不足 500 万日元。

熊泽诚先生在对**表 4-3** 中的阶级结构进行考察后指出，日本有近一半的劳动者无法靠个人收入生活，只得处于"寄生虫"的状态。当然，熊泽诚也注意到劳动者一般是以家庭为单位生活的，两人以上的工薪阶层家庭（平均每个家庭 3.5 人，平均有 1.6 人有工作）中，年收入不足 300 万日元的占 5%，年收入不足 500 万日元的占 27%。与从个人层面看的结果相比，阶级分化不太严重。但另一方面，也更能看出工资微薄的单身自由职业者是难以维持家计的。

表 4-3 各阶层雇员的收入分布（单位：万人，%）

	男女共计	%	男性	%	女性	%
全部雇员	5473	100	3220	100	2253	100
150 万日元以下	1314	24.0	291	9.0	1023	45.4
150 万～299 万日元	1354	24.7	669	20.8	684	30.4
300 万～499 万日元	1332	24.3	980	30.4	352	15.6
500 万～699 万日元	707	12.9	599	18.6	108	4.8
700 万～999 万日元	516	9.4	461	14.3	55	2.5
1000 万日元以上	198	3.6	188	5.8	10	0.4

出处：总务省《平成十四年版就业结构基本调查》，2003 年

法律往往比现实滞后。第二次世界大战后，《职业安定法》

规定，将他人雇佣的劳动者置于自己的指挥之下并命令其工作的行为属于"劳务供应买卖"，并严令禁止。但是，到了 20 世纪 70 年代，违反《职业安定法》的现象在保安、保洁、文案等工作领域十分普遍，于是 1985 年又制定了《劳务人员派遣法》（1986 年 7 月实施），规定劳务派遣行为在专业性较强的 16 个（最初为 13 个）业务领域合法。之后，1996 年又将劳务派遣对象扩大到 26 种业务。进而，由于日本经济界强烈要求放松管制，到了 1999 年，几乎所有业务都成为派遣劳务的对象，只有一小部分例外。

从 2004 年 3 月开始，修改后的《劳务人员派遣法》允许直接将劳务人员派遣到工厂车间。以此为基础，工厂引进劳务派遣制度已经成为既成事实，承包工厂业务的公司也开始"派遣"员工。有报纸报道，在工厂生产的第一线，派遣制员工（参照**图 4-2**）已有 100 万人之多。

> 汽车行业引领电机、精密机械的国际竞争，掀起了数码家电热，也给日本制造业带来了新鲜空气。然而，重生后的日本制造业与过去有所不同。在生产第一线上，正式员工数量锐减，业务承包公司"派遣"的自由职业者、日侨劳务人员剧增，其人数约达百万。不得不说，在就业总人数为 1200 万～1300 万的日本制造业中，这是一个相当引人注目的数字。可以说，这正是无限度追求降低人工成本的产物，"若无业务承包公司，就没有日本的制造业"。（《日本经济新闻》，2004 年 4 月 2 日）

某经济杂志的一期特辑以减少正式员工、充分运用劳务派遣和业务外包的"不招聘正式员工的经营方式"为主题，介绍了声像制品、电脑、手机等数码家电行业对"承包业务公司派遣员工"的使用情况，其内容相当令人震惊：

"索尼 EMCS"是将索尼的日本国内生产部门独立出来成立的子公司，正式员工有 13 000 人；而承包业务公司派遣的员工人数最少的时候达 8000 人，多的时候达 12 000 千人，这一数字的确令人吃惊。与该公司签订合同的业务承包公司有 20 家以上。如今，数码家电在性质上已经与生鲜食品没什么两样，如果没有业务承包公司的派遣员工，就无法随时调整生产计划。(《周刊钻石》, 2004 年 12 月 11 日)

工作时间两极分化严重

正式员工和非正式员工两极分化严重，意味着在工作时间上，长时间和短时间的分化也很严重。**图 4-5** 说明的是 1980 到 2004 年间短时间和长时间劳动者的动向。虽然图中并未显示员工的性别，但仍可看出在 20 世纪 80 年代，每周工作 60 小时以上的男性长时间劳动者和每周工作不足 35 小时的女性兼职劳动者的工作时间都大幅度增加了，"伴随着工作时间性别分化的两极分化现象"愈演愈烈（参看拙作《以企业为中心的社会时间结构》第三章）。

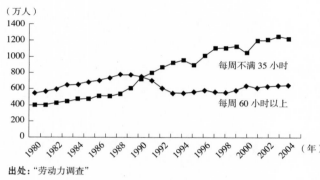

出处："劳动力调查"

图 4-5 每周工作不足 35 小时和每周工作 60 小时以上的劳动者人数

到了 20 世纪 90 年代，因为泡沫破裂、经济萧条，加班时间减少、工作时间两极分化的现象暂告一段落。然而，近几年来，长时间劳动和短时间劳动的两极分化现象又有加剧趋势。从数据可以看出，在 1993—2003 年的 10 年间，每周工作时间不足 35 小时的男女就业者从 929 万人（18%）增长到了 1259 万人（24%）。与此同时，每周工作 60 小时以上的就业人员从 540 万人（13%）增长到了 638 万人（16%）。不论从人数上看还是从比例上看，工作时间都明显在此期间发生了两极分化。

关于这个问题，最近有几份政府相关机构的文件也表示了关注。国民生活审议会报告"工作方式和生活方式的变革"（2002年7月发表）指出，近年来雇佣关系发生的变化之一，是在失业率上升的背景下，短时间劳动者和长时间劳动者都有所增加，出现了"就业时间两极分化"的现象。2003年度的《国民生活白皮书》也着重指出，随着兼职员工、小时工的增多，每周工作60小时以上的正式员工人数也在增加。另外，劳动政策审议会在名为"关于今后的工作时间对策"的报告中指出，随着经济全球化的发展，企业间的竞争不断激化，在此背景下，每周工作不足35小时的雇员和每周工作60小时以上的雇员都大幅增加，"工作时间长短分布的两极化"趋势日益明显，需要引起注意。

从总务省每隔5年进行的"社会生活基本调查"可以看出从业人员的工作时间变化：1991—2001年，无论男女，工作日的工作时间在11小时以上和不足7小时的人都有所增加。两极分化现象十分明显。从性别上看，长时间劳动者集中在男性员工上，短时间劳动者集中在女性员工上。根据该调查中2001年度的数据，每3名男性中有1名（35%）、每10名女性中有1名（10%）的工作日工作时间在10小时以上。每7名男性中有1名（15%）、每2.5名女性中有1名（41%）的工作日工作时间不足7小时。

过劳之最：30多岁的男性

——4人中有1人每周工作60小时以上

2004年的"劳动力调查"数据显示，按年龄层分布，工作时间最长的是30多岁的男性员工。他们每周平均工作50小时，其中，4名从业人员之中有1名（24%）每周平均工作60小时以上。近年来，日本经济萧条，企业控制应届毕业生的录用人数，对中老年龄层的员工实行裁员。受此影响，三十几岁的男性员工的工作量增加，既要完成年轻员工的辅助性工作，又得担负起中坚骨干的责任，被迫从事长时间劳动，不用说享受闲暇，连消费的时间都没有。

顺带一提，据2001年的"社会生活基本调查"统计，三十几岁的男性员工每周平均工作52小时37分钟。NHK每5年进行一次的"国民生活时间调查"显示，2000年，三十几岁的男性员工的平均工作时间为每周55小时45分钟。这样看来，三十几岁的男性员工的过劳死和过劳自杀率如此之高，原因恐怕正在于此。

最近，劳动政策研究及研修机构公布了"日本长时间劳动及无偿劳动时间的实情和实证分析"（2005年3月）报告，以日本全国3000人（有效回答人数为2557人）为对象，进行了真正意义上的调查，并得出结论：按年龄阶层来看，30多岁的男女员工劳动时间最长。这项调查以2004年6月为期限。在此期间，三十几岁的男女员工每月平均劳动 204 小时（每年约为 2450 小时），每月加班 38 小时（每年约为 450 小时）。

过劳问题绝非仅限于男性员工。据 2001 年的《社会生活基本调查》统计，有四成女性员工的工作日工作时间超过 8 小时，有两成超过 9 小时，一成超过 10 小时，5% 超过 11 小时。据上述劳动政策研究及研修机构调查，2004 年 6 月，女性员工工作时间为 186 小时（一年约为 2200 小时以上）。其中，加班时间为 21 小时（一年为 250 小时以上）。有一成多女性在 2004 年 6 月的加班时间超过了 50 小时。近年来，女性过劳死事件并不罕见，女性劳动者或者她们的母亲向"过劳死 110 热线"投诉的案例也在不断增加。

兼职员工或小时工像全职员工一样工作的也不在少数。据《就业结构基本调查》统计，截止到 2002 年，一年工作 200 天以上、每周工作 35 小时以上的人有 157 万。其中，35 万人每周工作 46 小时以上，3 万多人每周工作 60 小时以上。

开始整顿无偿加班

日本的《劳动基准法》还是在 1947 年制定的，该法第 36 条（俗称"三六协议"）规定，在劳资双方达成协议的前提下，允许近乎无限制的加班（含规定时间外劳动和法定公休日劳动）。这也是很多职场上的长时间加班成为常态、员工被迫在工作时间外及法定公休日劳动却得不到加班费和法定倍数的加班费、"无偿加班"现象正在不断扩大的原因之一。

在序章中我们曾提到，《劳动基准法》第 104 条规定：假如在工作单位存在违反《劳动基准法》的事实，劳动者有权向行政机关或者劳动基准监督官申告上述事实，雇主不得以此为由对劳动者采取解雇或不利措施。最近，由于许多企业进行重组和裁员，无偿加班的现象更为严重，劳动者向劳动基准监督署举报（申告）违法加班的案例大幅增加。2002 年，劳动者或其家属向劳动基准监督署举报的无偿加班等无偿劳动案例全国加起来超过 3 万起，为历史上的最高值（《每日新闻》，2003 年 7 月 28 日，晚刊）。

在这一背景下，厚生劳动省于 2003 年 5 月公布了"无工资加班综合对策要纲"和"为解决无偿加班而应采取的措施"，加强监督指导，试图杜绝无偿加班的现象。

这些措施确实取得了一些成效。包括上年度在内，从 2001 年 4 月到 2004 年 3 月的 3 年间，有 2200 家公司、约 33 万人得到了共计 392 亿日元的加班费。仅 2003 年 4 月至 2004 年 3 月这 1 年之间，就有 1184 家公司、约 19 万人获得了共计 238 亿日元的加班费。大部分是经在职员工或离职员工举报，在劳动基准监督署发出改正劝告后，相关企业才支付的。

在这种情况下，日本雅虎新闻网站开设了关于无偿加班的网页，可以在上面浏览各家报纸有关无偿加班的新闻报道。表4-4显示了2003年以后公布的公司向员工支付应得加班费的情况，该数据是在参考了上述新闻及其他报纸的报道后统计得出的。

表4-4 近期对于无偿加班的整顿案例

企业名	公布时间	对象人数	对象期间	支付金额
武富士	2003年7月	5000（人）	2年	35亿（日元）
中部电力	2003年12月	12 000	21个月	65亿
日本邮政公社	2005年2月	57 000	不详	32亿
Bic Camera	2005年3月	数千	不详	30亿
东京电力	2005年3月	25 900	2年	69亿4800万
大阪瓦斯	2005年3月	1800	2	18亿
瑞穗银行	2005年4月	多数职员	2	20亿—30亿
关西电力	2005年6月	11 100	2	22亿9700万
Staff Service	2005年6月	3400	2	53亿6500万

废除《缩短工时促进法》，
降下全年工作1800小时的旗帜

如上所述，为了杜绝无偿加班现象，厚生劳动省终于开始了行动。然而，与之相对的是，缓和乃至撤销工作时间限制等助长过度劳动的倾向也越来越明显。

1992 年为形成 1800 小时工作制而制定的《缩短工作时间促进法》被废除，同时出现了设立新法律以保障多元化工作方法、发挥劳资双方主观能动性的动向。

劳动政策审议会是厚生劳动省的咨询机构。2004 年 12 月，该议会向厚生劳动大臣尾辻秀久提交了意见书，其中论及，在工作方式日益多样化的现在，提出"全年实际总工作时间 1800 小时"的计划已经不合时宜，应将这一计划从政府缩短工作时间的目标中删除。有鉴于此，2005 年 3 月，日本政府将《劳动安全卫生法》、《关于缩短工作时间的临时措施法》(《缩短工作时间促进法》)、《劳动者灾害补偿保险法》和《工伤保险征收法》这四部法律修正案作为"劳动安全卫生法等部分法律的改正方案"提交给国会。

后面我们马上会讲到，《修改缩短工作时间促进法》(等于废除) 是成问题的。然而，"修正"《劳动安全卫生法》也是有问题的。这是因为，该修改法规定，为了防止过度劳动造成健康障碍，加班超过一定时间的劳动者"必须由医师进行当面指导"。而在这种情况下，"一定时间"的标准是由厚生劳动省的行政命令来决定的。可是，劳动政策审议会提出的标准是："每月加班时间超过100 小时，疲劳累积度得到公认，且本人提出申请的劳动者，由产业医生进行当面指导。"可以推知，厚生劳动省规定的必要条件是每月加班时间超过 100 小时，且必须由本人申请。

在本书序章中，我们介绍了由东京劳动局进行的关于过度劳动实际情况的调查。这里所说的"过度劳动"，实际上来源于厚生劳动省的《防止过重劳动造成健康危害的综合措施》。其中规定，如果员工每月加班时间超过 45 小时，就应该让他从产业医生处接受关于职场健康管理的指导。如果员工每月加班超过 100 小时，或者在 2～6 个月内每月平均加班 80 小时以上，就应该让他做体检，并由产业医生当面进行健康管理方面的指导。经过这次修改，防止健康危害政策所规定的加班标准由从前的"每月 45 小时以上"增加到了"每月 100 小时以上"，可以说是极大的倒退。

就工作时间而言，这次的《劳动安全卫生法》等"修正案"废除了过去促进缩短工作时间的法律，将"缩短工作时间"置换成了"设定工作时间"，并制定了《关于改善工作时间等问题的特别措施法》。该法案中不再有"缩短工作时间"的字样，其目标被改为"敦促企业主等人经过自主性努力，改良工作时间的设定"。这样一来，就等于放弃了"将全年工作时间限定在 1800 小时"这一政府目标，改由"劳资双方自主"决定工作时间。经过国会审议，法律修正案得以通过，除了《劳动安全卫生法》之外，其他部分于 2006 年 4 月开始实施。

何谓工作时间个人化？

我们在本章开头指出，20 世纪 80 年代初以后，工作时间不再像过去那样朝着标准化的方向发展，而是出现了多样化、分散化、个人化的趋势。在这里，我们将再一次就工作时间标准化的对立面——"工作时间的个人化"趋势进行论述。

《劳动基准法》第32条第1项规定："雇主不得让劳动者在休息时间之外一周工作40小时以上"；第2项规定："就一周内的每一天而言，除去上班中的休息时间，雇主不得让劳动者一天工作8小时以上。"也就是说，法定工作时间为"一周40小时，每天8小时"。

这里或许有人会有疑问：为什么先说"一周"，后说"一天"？并非一开始就如此。1947年，《劳动基准法》在制定时，首先规定了一天的工作时间标准，"一天工作8小时，一周工作48小时"。由于1987年开始实行每周40小时工作制，工作时间的规定就变成了"一周40小时，一天8小时"。以周为标准，所以首先规定"每周工作时间"，然后在每周工作5天的基础上分配每天工作时间。这样做的目的之一是放松一天8小时的标准，在总工时不变的前提下，普及弹性工作制，比如在3个月中，如果有2个月每天只工作7小时，剩下的一个月就可以在不支付加班费的前提下让员工每天工作10小时。

从刚才的条文不难看出，所谓的法定工作时间是指根据法律规定雇主可以命令劳动者工作的最长时间，可以说这为工作时间标准化制定了标准，从这个意义上讲，可以称之为"标准工作时间"。值得注意的是，在这种情况下的"标准"并不意味着"平均"

工作时间，而是指员工工作时间的"上限"，是不得超越的。打个比方说，相当于道路交通法中的"最高速度"，即超速标准。

不论产业还是企业，一般来讲，每周 40 小时、每天 8 小时的工作制就是"工作时间标准化"。而"工作时间个人化"在字面上是指放松或废除工作时间的标准及以这一标准为基础设立的种种限制，由个人根据自己的意志来决定一天或者一周工作几小时。

然而，工作时间个人化与工作时间的定义本身却是不相容的，所谓工作时间是指"根据一定的雇佣关系，劳动者按照雇主的命令进行劳动的时间"。在劳务合同上，雇佣关系成立的前提是劳动者按照雇主的命令劳动一定时间，而一旦签订劳务合同，劳动几小时就不是劳动者个人能"自由"决定的了。

按照《劳动基准法》的规定，雇主可以通过打卡机、IC 卡等设备记录劳动者的工作时间。有时只能靠劳动者自己报告。不管通过哪种方式，雇主都需要确认并记录劳动者的上班时间和下班时间。虽然所谓管理层、监督者以及裁量劳动制适用者的工作时间不能通过上述方式进行确认和记录，但是，无论如何，雇主都有责任实行合理、恰当的工作时间制度，以保障劳动者的健康。

"工作时间个人化"的实质，是通过放松对雇主和劳务的种种限制，实现雇佣形式的多样化，并由此促进劳动方式或用工方式的多样化。为此，缩小法定工作时间或标准工作时间的适用范围，允许想挣更多钱的人或者希望得到嘉奖的人工作更长时间。与此同时，不断推进雇佣形式的多样化，允许雇佣兼职员工、小时工和派遣制员工并限定雇佣时间，允许随时解雇。这样，有的人一天工作 5 小时，有的人一天工作 11 小时，即便平均工作时间仍然是法定的 8 小时，这个 "8 小时" 却已失去了作为工作时间标准的意义。

今后，若工会的抵制力度不强，放松管制得以实施，将会发生这样的情况：一方面，有的人为了得到稳定的收入，想要多干活，却只能以兼职员工或小时工的形式短时间工作；另一方面，雇主强迫劳动者延长工时的情况极易发生，即便劳动者为了自己和家人着想，想缩短工作时间，也会有越来越多的人不得不延长工作时间。这样一来，尽管法律规定了工作时间的上限，但在职场上，实际上却是由工作时间最长的人（不管是自发还是强制）规定了工作时间的上限。

如何评价 "自发性过劳"？

在今天的日本，上述情况并非危言耸听或者空穴来风，而是早已成为许多职场上的现实。不如说，我们已经目睹了雇主强迫员工每年加班远超 1000 小时而不受任何法律处罚的现实，规定时间外劳动协定（俗称"三六协议"）已使《劳动基准法》中规定的工作时间成为一纸空文。

工作时间的个人化倾向不断加剧，"一周 40 小时、一天 8 小时的工作时间"标准形同虚设。实际存在的上限并不是劳动者不得超过的一个工作时长，而是他们无法超过、一超过就会死亡的一条过劳死生死线，"工作到死""拼命工作"，所谓的上限时间就是直到死亡为止。

笔者在大学研讨课上与学生探讨过劳死问题的时候，一名男同学表示："如果一个人从工作中找到了人生意义，自发性地工作，就算累死不也算得偿所愿吗？"但其他学生反驳说："如果你死了，你的父母和恋人都会伤心的。"这样他又收回了"得偿所愿"的观点。姑且不论过劳死，我们应该怎样看待所谓的"自发性过劳"呢？

除了不受时间和劳务合同束缚的自由职业者和个体户，经常被人用来形容工作的词汇有"热衷于工作""热心工作""埋头工作""工作投入"等。表达充实感，可以说"有干劲""互相竞争"；希望得到别人的承认，可以说"做得到"；表示达成动机，可以用"自豪""名誉"等。"喜欢工作"、认为工作"有趣"等说法也很常见。可以说上述词汇所表示的内心活动都是造成自发性过劳的契机。

尽管如此，如果没有某种强制、压力、竞争、奖励或制度性动机的存在，纯然"自发的"过度劳动几乎是难以想象的。

前面我们曾提到斯格尔的《过度劳累的美国人》中的几个案例，可资参考。在 20 世纪 70 年代，过劳还未发展为严重的社会问题，即便如此，当时几乎所有美国大企业的管理人员每周都要工作 60～70 个小时（包括带回家的工作）。雇主和上司希望员工在每天晚上和每个周六都继续工作，周日也来上班，并认为这是理所应当的。斯格尔列举了 20 世纪 80 年代的一个案例，说公司评价员工的标准就是看他每天能否长时间工作，所以即便想要孩子，不辞职就要不成。员工的升职和加薪都与之相关，这种压力巨大的环境极易诱发过劳。

　　虽说有些工作单位的定点概念薄弱，下班时间也不甚明确，但那种经常工作到深夜、干起活来不要命的工作狂是存在于大部分职场中的。从这个角度来看，可以说导致过劳的并非雇主，而是同一职场中的工作狂们。但是，这些人之所以能够玩命地工作，也是因为雇主欢迎或者允许他们这样做。

　　比如，若办公室下午七点锁门，按理说七点以后员工就不能再加班了。在这种情况下，员工或许会把工作带家里做。但是，无论情不情愿，员工之所以进行这种"自主性加班"或"轻量加班"是因为，如果不这样做，工作就会越积越多，就不可能完成或者取得预期成果。即便公司不鼓励，只要默许员工这样做，就会成为诱发过劳的重要原因之一。

从最高法院判决看雇主保障劳动者健康的义务

在审理过劳死及过劳自杀案件时，公司一方常常以"工作热心认真""责任心很强"等理由，将因过重劳动而牺牲的员工说成是自发性过劳，以此来逃避法律责任。

2000 年 3 月 24 日，日本最高法院审理电通公司青年员工过劳自杀诉讼案件，川人博律师担任原告代理人。公司一方宣称该青年员工工作热心且义务意识很强，这种性格是导致其过劳自杀的主要原因，企图以此逃避责任。判决书也指出这位牺牲者的性格是"活泼开朗，老实厚道，有责任心，在为人处事上比较执着，有完美主义倾向"。尽管如此，最高法院认定该员工的性格属于"劳动者常见个性"的范围，通常情况下是可以预见的，并由此驳回了公司的主张，全面认可了遗属的诉求，严厉责备公司强迫劳动者进行超负荷劳动，疏忽了关照员工身心健康的义务。这件事和下述判决文都应被公司雇主引以为戒：

> 众所周知，若劳动者长期在工作日长时间地工作，疲劳和压力就会不断累积，最后将有损害劳动者身心健康的危险。《劳动基准法》规定了工作时间;《劳动安全卫生法》第六十五条第三项虽未对工作内容等进行特别限制，但是规定雇主应尽可能地关注劳动者的身心健康，对劳动者从事的工作进行合理管理。可认为做此规定的目的正是防止上述危险

的发生。有鉴于此，雇主在要求其雇佣的劳动者从事某项工作并进行管理之际，要有责任心和义务意识，防止劳动者在工作过程中因疲劳和心理负担过度积累，以致危害劳动者的身心健康。代行雇主管理职能者，有权在业务上指挥、监督劳动者，与此同时，要代上述雇主承担应担负的义务和责任。

第五章　劳动准则和生活方式

关于工作时间的历史回顾

本章拟通过对劳动标准和生活方式进行考察，找到解决过劳问题的可行性方案。在此之前，有必要回顾一下工作时间的历史。

我们总是误认为工作时间会像流水从高处流向低处一样，随着时间的流逝变得越来越短。然而事实并非如此。正像本书前面谈到的，最近世界各国的工作时间有延长的趋势。那么在很久以前，人们的工作时间是怎么一个情况呢？

在原始时期，人类并非把所有的活动时间都用在狩猎和采集食物上。经济人类学认为，与现代人的想象不同，在原始时期，靠狩猎为生的人们通常劳动一两天，然后休息一两天，或者是连续几天狩猎后，再连续几天休息。马歇尔·萨林斯在《石器时代的经济学》（山内昶译，法政大学出版局，1984 年）中对今天依然保留着原始社会形态、以狩猎和采集为生的族群进行了调查，并举例说明，澳大利亚原住民一天劳动 4～5 小时；刚果的桑人（布西门族人）一周只劳动一天半至两天（一天 6 小时），其余时间优哉游哉，安然度日。

本书第一章提过朱丽叶·B.斯格尔的《过度劳累的美国人》，该书介绍了从中世纪到近代欧洲工作时间的变迁。据书中所述，中世纪英国农民通常要从日出到日落劳动一整天。话虽如此，但当时的工作时间受昼夜、季节、风雨等自然条件和节庆、安息日等风俗习惯的限制，仅节庆日等非劳动日就占一年近 1/3 的时间。

杰克·阿塔利在《时间的历史》（藏持不三也译，原书房，1986 年）中说，18 世纪初，法国普通工匠逢星期日、节日、天气恶劣的时候便休息，若逢上大集或者生病也不工作，一年仅劳动 180 天。

英国在 18 世纪后叶开始了工业革命，工作时间也随之突然延长。到了 19 世纪前叶，劳动者平均每天要工作 12 个小时，每周工作 70 个小时。日本工业革命一般指从 19 世纪 80 年代明治维新不久后到 20 世纪初，纺织业、矿山开采业、铁路业、制铁业等产业迅速发展的时期。也正是在这一时期，日本的工作时间开始延长了。

有人以江户时期的农民为例，主张日本民族本来就是"勤劳的民族"，日本人的过劳原因植根于"农耕民族"的"民族性"。

然而果真如此吗?

角山荣在《钟表的社会史》(中公新书,1984年)中讲道,早在江户时期,人们的日常生活中就已经有计时观念了,只不过当时的计时遵循着大自然的节奏,和现在不同,时间会随着季节伸缩。

在江户时期,人们将从日出到日落的白天和从日落到日出的夜晚各自分成六等份,其中的一份叫一刻。从一年来看,一刻平均等于两小时,但昼与夜的时间会随着季节发生变化。白昼的一刻夏季长冬季短,夜晚正相反。一天由十二刻构成,以半夜为起点,从子刻到亥刻,各以十二支为计。时间的最小单位为"四分之一刻"(也随季节变化,从一年来看平均等于30分钟),还没有分秒的概念。

明治中期,日本引进资本主义制度以后,开始实行机械化工厂大生产,人们的日常生活也随之受到时间的束缚。不论什么季节都要进行长时间工作,一天的工作时间达到12小时或者更长。

从19世纪末到20世纪初,今天所说的过劳死现象出现并上升为一大社会问题。1901年(明治三十四年),由社会运动家片山潜担任总编的工会"期成会"机关报《劳动世界》报道了在芝浦制作所、充电器等企业发生的过劳死事故,死亡员工为20多岁和50多岁的男性。该报纸指出这些人的死亡原因是"因过劳导致的衰弱和猝死",并评论道:"如今,工人运动已不仅是工资和权利的问题,而是关乎性命的事。"

当时的农商务省出版了题为《职工状况》(1903年)的调查

报告书，其中一章谈到纺织厂女工的身心状况问题，文中指出："一天工作时间短则十二三小时，长则十七八小时，由于在工厂进行过度劳动，合同结束回乡之时，一下子松懈下来，很多人得了病，甚至有不少人死亡。"

限制和缩短工作时间的历程

为了保护劳动者，避免其因超负荷工作而损害身心健康，英国于 1833 年制定了限制和缩短工作时间的《工厂法》。该法引进了工厂监督官制度。与此同时，这项法律还规定禁止雇佣不满九岁的童工；儿童（9～13 岁）及少年人（13～18 岁）的工作时间不得超过早上 5：30 至晚上 8：30，童工的最长工作时间为 8 小时。

1847 年，俗称"十小时法"的《工厂法》出台，规定将青少年和女性的工作时间限定在 10 个小时内。之后又经历多次修改，到了 19 世纪 60 年代后半期，十小时劳动制开始针对包括少年人、女性和男性在内的所有劳动者实行。

从这时起，英国工会中有人开始要求实行八小时工作制，并且掀起了争取八小时工作制的运动。1866 年，马克思领导的国际劳动者协会在日内瓦召开第一次大会，在会上做出了以下决议："我们宣布以限制劳动日（一天的工作时间）为先决条件，若无这一条件，所有改善及解放的尝试都会以失败告终。我们倡议以八小时工作制为劳动日工作时间的法定最高限度。"并决定将八小时工作制作为世界工人运动的目标。

1886 年 5 月 1 日是五一劳动节（May Day）的起源，这一天，美国的工人和工会在芝加哥、纽约、波士顿等地为要求八小时工作制而举行了罢工。19 世纪 70 年代，新西兰和澳大利亚等国以法律规定了八小时工作制，对象仅限于女性。1917 年，八小时工作制度被确立为俄罗斯的一般性法律，这在世界上还是首次。1919 年，刚刚成立的世界劳工组织（ILO）通过第一号条约，规定工业领域一天的工作时间不得超过 8 小时，一周不得超过 40 小时。

后来，1936 年，《休假法》在法国人民战线内阁的领导下出台，其中规定每周工作时间为 40 小时，一年带薪休假 2 周。第二次世界大战后，西欧各国的政府和工会长期致力于缩短工作时间，其结果之一便是今天世界上大多数国家都实行每周 5 天工作制（每周休息 2 天），每周工作 40 小时（更发达的国家为 35 小时），每年带薪休假 4～6 周（20～30 日）。大体而言，1850 至 1870 年，发达国家的年度工作时间超过了 3000 小时，而在 1980 至 1990 年，在工作时间短的国家仅为每年 1500 小时，工作时间长的国家（日本例外）也只有 2000 小时。

ILO 的劳动标准和日本的《劳动基准法》

　　欧洲和日本员工在工作方式上最大的差距在于年度带薪休假（年假）。日本员工获得年假的情况越来越恶劣（见**图 5-1**）。1980 年，获得年假的人员比例为 61%，之后不仅没有提高，在 2004 年竟然下降到 47%。全年未取得并丧失取得权利的年假总天数达到 4 亿天。员工即便好不容易获得短短几天休假，实际上也不是用来休闲娱乐，而是用来休病假、育儿、护理老人或者处理其他个人事情（见**图 5-2**）。病假和年假原本是两回事，但都应带薪。育儿、护理老人或者看护生病的孩子，可以临时休假或者临时缩短上班时间。通过增补现行的育儿假及看护假制度，这些措施原本是有望实现的。

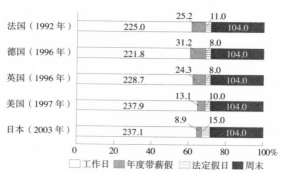

出处：日本国土交通省"安然度假"网站

图 5-1 日本与其他国家年休假比较

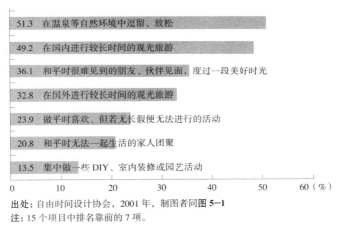

51.3	在温泉等自然环境中逗留、放松					
49.2	在国内进行较长时间的观光旅游					
36.1	和平时很难见到的朋友、伙伴见面，度过一段美好时光					
32.8	在国外进行较长时间的观光旅游					
23.9	做平时喜欢、但若无长假便无法进行的活动					
20.8	和平时无法一起生活的家人团聚					
13.5	集中做一些 DIY、室内装修或园艺活动					

出处：自由时间设计协会，2001 年，制图者同**图 5—1**
注：15 个项目中排名靠前的 7 项。

图 5—2 两周连续休假的希望度假方式

妨碍员工取得以休闲为目的的年假的主要原因在于，日本企业是以接近 100% 的出勤率为前提来安排工作的，一旦有人申请休年假，没有人可以替代他工作，申请人本身在人事考核上也会得到负分，影响他的奖金和晋升。所以，在公司指定的休息日之外很难申请到假期，休假大多集中在盂兰盆节、正月和黄金周。而且就算一天或者几个小时的短假能够获得批准，这样的假期却没有连续性。

另外，按照《劳动基准法》的规定，即便是小时工和兼职员工，若从雇佣日算起连续 6 个月上班，并在所有工作日中出勤天数达到八成以上，只要本人提出申请，也可以取得年假，具体按上班小时数、出勤天数、持续工作时长来算。比如，一天工作4小时，每周工作4天，连续工作6个月，就可以获得7天年假。但是，实际上申请休年假的小时工或兼职员工极少，雇主也基本上不鼓励小时工或兼职员工休年假。

在欧洲，法律和劳务协约规定给予员工20～30日的带薪年假，员工一般一年能获得两次2～3周以上的连续休假。与此相比，日本的休假就过于寒酸了。2002年，自由时间设计协会进行了"有关休假的公民意识及需求调查"，据称在日本，包括年假和公司指定的黄金周、盂兰盆节、年末、正月等特定休假在内，一年中能够获得两周以上连续休假的在职人员仅占总体的3.5%。有四成员工只能获得4天至不到一周的连续休假，三成员工从未获得过4天以上的连续休假。

40多年以前生效的ILO第132号条约规定："病假不得包含在带薪年假中，休假最低在3周以上，其中2周必须是连续的。"然而，由于日本尚未制定与此相应的国内法律，这一条约现在仍未得到批准。

截至2004年3月，在共计185项ILO条约当中，日本国会已经批准的有46项，仅占整体的1/4。ILO在1986年就已通过《石棉（asbest）使用安全条约》，而日本国会在2005年7月才批准，当时受害者剧增且已引起严重的社会问题。而规定了八小时工作制的国际劳工组织第一号条约却仍未得到日本国会的批准，从1919年其诞生之日起，至今已经过去86个年头。这是因为，

1947 年制定的《劳动基准法》虽然在表面上引进了八小时工作制，但却允许企业超过条约规定的限度，让员工几个小时地加班。

"ILO 条约批准促进会"编写了一本名为《用国际劳动标准改变日本》（大月书店，1998 年）的书，它有一个更著名的名字——"灵活运用 ILO 指南"。正如该书所说的那样，与工作时间有关的 ILO 条约日本国会一个都没有批准。这样的话，不得不说在工作时间方面，日本根本没有可以参考的国际标准。"Global standard"（全球化标准）虽然是日本人创造的英语词汇，然而，日本在工作时间标准方面应该追求的却正是 ILO 的"global standard"。

架空《劳动基准法》的"三六协议"

1947 年制定的日本《劳动基准法》规定，18 岁以上的女性员工每天最多加班 2 小时，一周 6 小时，一年 150 小时，并且除了少数例外，原则上禁止女性深夜工作。然而这些规定近年来被多次放宽，在 1997 年修改男女就业机会均等法之后，最终于 1999 年 4 月被废除。

上述保护法规对女性实行就业限制和禁令，助长了在招工环节和职场上存在的性别歧视。从这一角度考虑，可以说废除针对女性员工的加班限制等制度有一定的合理性。但另一方面，对女性有害的东西大多数情况下也对男性有害。就算女性希望一天工作 8 小时，也不能说男性愿意一天工作 10 小时。尊重人们一天的生活节奏，不论男女，将一天的加班时间限制在 2 小时之内，并使法定工作时间具备实际法律效力——这难道不才是人们应该探索的、劳动时间相关规定的正确发展方向吗？

将一天的加班时间限制在 2 小时之内绝非办不到。如今很多欧洲国家都通过法律、劳动协约等方式将加班时间限制在一天 2 小时，或者将包括加班时间在内的一天的工作时间限定在 10 小时。

和欧洲相比，日本的加班情况则完全不受限制。如上所述，《劳动基准法》在限制加班方面完全起不了作用。根据该法的"三六协议"规定，雇主只要与工会、员工组织签订协议并向劳动基准监督署备案，无论让员工在工作时间之外或休息日加班多久都不会受到惩罚。这一规定未免过分，以至于厚生劳动省不得不将"三六协议"许可的加班时间上限规定为 1 周 15 小时、2 周 27 小时、4 周 43 小时、1 个月 45 小时、2 个月 81 小时、3 个月 120 小时和 1 年 360 小时（1998 年第 154 号告示）。这或许比以前让劳资双方商议决定适当工作时间的方针要好一些。遗憾的是，这一新规定却不具备法律效力，并不比相当于"三六协议"备案窗口的劳动基准监督署所提供的建议和指导强多少。

有无法律约束力另当别论，将 1 周加班时间规定为 15 小时的根据是什么？这是说用 15 小时除以每周 5 天工作日，也就是说每天加班 3 小时即可？还是说 1 周加班总时间不超过 15 小时，一天可以加班 15 个小时？恐怕是后者吧。

笔者曾经协助椿木精工（现在的中岛）员工平冈悟的遗属打官司。1988 年 4 月，该员工因超负荷工作致死，年仅 48 岁。他曾被迫一年工作 3600 个小时以上。他所在的工厂与员工签订"三六协议"，把"一天能够延长的工作时间"规定为"男性 5 小时，女性 2 小时。……但是，对男性员工来说，根据生产工程的情况，有时因为需要修理、维护机器，加班时间会达到 15 个小时以内"。（参看拙作《以企业为中心的社会时间结构》）。要是这么看，正常上班时间为 9 小时（实际工作 8 小时，休息 1 小时），允许加班 15 小时，这就有可能让员工一天工作 24 个小时。

如今，以协议的形式规定男女不同的加班时间这一行为已不被允许。然而，除这一点外，"三六协议"中有关延长工作时间的规定却几乎没有变化。

2003 年 2 月，劳动基准市民监察员要求大阪中央劳动基准监督署向外公布其所辖企业的"三六协议"，结果只公布了部分企业的协定，还有约 600 家企业的名称被涂黑了。可以看到，其中很多协定都允许除休息日外全年加班 900 小时、1000 小时、1400 小时。一天的延长工作时间分别是 13 小时、13 小时 30 分和 14 小时（见**图 5-3**）。这样看来，尽管厚生省对企业十分宽容，仅仅将一年的工作时间限制在 3600 小时以内，但就连这一规定都失去了法律效力。

在这之后，上述劳动基准市民监察员认为，为了保护劳动者的生命、健康和生活，有必要公开所涉企业名称，并因此对大阪劳动局提起了诉讼。2005年3月，大阪地方法院认可原告的主张，要求大阪劳动局公开上述企业的名称。由于政府没有上诉，该项判决生效。

公司或工厂所在地				
███████████████████				
规定工作时间	能够延长的工作时间			期间
	1天	超过1天的一定期间	起算日	
平均4周每周37小时30分钟	13小时40分	·1个月45小时 ·1年360小时 ·但是根据█████████████████与工会的协议，1个月最多可以延长150小时，1年最多可以延长1000小时	4月1日	自2002年4月1日
		2周 12小时 1年150小时		至2003年3月31日
规定休息日	能够工作的假日及上下班的时刻			
周休日及假日	周休日及假日8：30至17：00。但是，根据工作需要，若任务特别重，可在0：00～24：00的范围内实施。			

图5—3 "三六协议"允许每年加班时间达到1000小时

美国的"工作与生活平衡运动"

由于过劳现象愈演愈烈，最近在美国和英国，人们经常使用"工作与生活平衡"（work-life balance）这个词语。乔安娜·朴在《企业人摧毁企业——工作与生活平衡的建议》（朝日新闻社，2002年）一书中讲道，在美国的大企业里，男女员工超负荷工作导致压力大、精疲力竭（burn out）、士气低下、无法照顾孩子的情况正在加剧。为了解决这个问题、提高生产力并保存人才，企业大多倡导工作与生活相结合的工作方式。

具体来讲，公司在上班形式和育儿方面提供照看、转岗、健康、咨询、保险、休假、教育等多种多样的便利。在上班形式方面，最重要的是"flex work"，也即弹性工作制，具体采用以下措施：①上班时间弹性化（比如，除11：00—14：00点这段核心上班时间之外，其他时间可以调整）；②裁量劳动制（但是，一天要工作8小时以上，且没有加班补助）、压缩工作周（比如1天工作10小时，工作4天，一周工作40小时），缩短上班时间（以便育儿、看护等），分担工作制（job sharing，两人分担一项工作），远程办公（telework，利用信息通信工具在家工作）。

据美国人事管理协会2000年度的调查统计，58%的企业实行弹性工作制，31%的企业实行压缩工作周，37%的企业实行远程办公。不过，这只是企业提供相应方案的比例，员工对上述方案的实际利用率要比这个数字低得多。

真正的问题不在于此。上述各项方案，如为方便员工育儿在公司内设立托儿所，为方便员工转岗而为其配偶找工作、为其子女转学等，这些都是公司主动提供的解决方案。但是，公司这样做并不是为使工作时间标准化，而是使其多样化、分散化和个人化。这样一来，虽然工作时间的个人差距加大，员工在上班形式方面的选择也增多了，但是，全体员工的工作时间并未减少，也不能有效防止过劳。上述这些措施即便得以顺利实施，也不过是对工作和生活的过度失衡做了一些调整而已，造成长时间工作的根本原因依然存在。

英国的"工作与生活平衡运动"

2000 年 3 月，英国贸易产业部提出了"工作与生活平衡"（work-life balance campaign) 的口号，这项运动正式拉开帷幕。

本书在第一章介绍过英国贸易产业部于 2002 年公布的调查，该调查称英国人工作十分辛苦，"每 6 个劳动者中就有 1 人每周工作 60 小时以上"。这项调查正是上述运动的产物。

在欧盟各国中，英国人的工作时间最长。从 20 世纪 90 年代中期开始，英国的经济状况一直很好，失业率从 1993 年的 10% 左右下降至 2004 年的 4% 左右。由于经济形势良好，再加上其他国家也存在的工作时间两极分化的影响，在这一时期，由于长时间劳动而损害到身心健康的员工大幅增多。据英国"卫生委员会办公室"的资料统计，由于工作压力太大，请病假的人不断出现，给国家造成了每年3亿7000万英镑（1英镑按200日元计算，达740亿日元）的损失，员工缺勤总天数达到100万天。再者，由于英国女性就业率大幅度提高，长时间劳动的现象在女性员工中也极为常见，如何支持女性就业及双职工家庭育儿成为一个不可小觑的社会问题。

在这种情况下展开的"工作与生活平衡"运动，其目的在于处理长时间工作和身心健康的问题，创造舒适的工作环境，扩大弹性工作制的选择范围，支援双职工家庭的育儿活动，等等。

在协调工作与生活的节奏这件事上，英国与美国最大的不同在于，英国有政府的参与，而美国则完全依靠民间来进行。但是，英国运动的核心和美国一样，都是 flexible working——弹性工作制。

在弹性工作制方面，英国贸易产业部提倡的具体措施与美国的"全年工作时间合同制""压缩工作时间制""分担工作制"相似，其中包括：在孩子学校放假期间，员工可以享受无薪休假；2002年《雇佣关系法》实施（2003年4月）后出生的孩子，其父亲在孩子出生后的8周以内可以享受2周的带薪休假。女性员工产假为26周，如果该女性员工在同一雇主手下连续工作6个月的话，最长还可以再追加26周。

另外，据 2002 年英国《男女共同企划白皮书》表示，虽然英国已经于 1999 年在法律上引进了育儿休假制度，但在孩子满 5 岁之前只保证 13 周休假，之后一年最多只有 4 周，且不保证休假期间的收入。日本从法律上保证孩子满 1 岁之前的育儿休假，休假期间通过就业保险给予 40% 的工资。而且法律明确规定在孩子满 3 岁之前，雇主必须采取措施缩短员工的工作时间。

在劳动保障部设立的一个名为"工作与生活协调方案研究会议"的网站上有这样的说明：英国的"工作与生活平衡"运动对企业和员工双方都是有利的。对企业来说，好处是保障了热情高、压力小的劳动力。具体来说，企业可以最大限度地发挥劳动力，创造一个轻松的职场环境，保证员工的忠诚和工作热情，吸引中老年龄层的兼职员工，提高生产效率，减少长期缺勤现象，提供多种选择并获得好评，留住优秀的员工，等等。

对员工来说，最主要的好处是无论在职场还是家庭都能获得较强的幸福感。具体来说，能提高责任心、体验当家做主的滋味，与经营者保持良好关系，增进尊严感、健康、集中力和自信心，保持忠诚心和责任感，区分家庭生活与工作，增加个人时间，自主安排职业生涯，等等。

尽管这些好处听起来十分诱人，但上述措施并未涉及限制和缩短工作时间这个最关键的问题。英国虽然是《工厂法》的祖国，但是长期以来并没有规定工作时间，只是于 1998 年引进了欧盟的工作时间制度，规定每周工作时间的上限是 48 小时。尽管如此，假如劳动者自己希望每周工作 48 小时以上，在得到劳动者的首肯之后，则可以无视这个限制。据 CBU（英国产业联盟）调查，有超过 1/3 的英国员工提交了超时间工作同意书。

由于英国的"工作与生活平衡"运动对上述问题视而不见，它到底能在多大程度上纠正长时间工作的现象是值得怀疑的。英国贸易产业部的调查显示，英国约有六成员工支持"工作与生活平衡"运动，而每 4 人中有 1 人（占整体的 25%）虽然希望工作和生活取得平衡，但又认为，那样的话"自己的职业生涯将会受损"。

扩充弹性工作制的内容，对协调工作和生活来说是不可或缺的。尽管如此，若只是扩大弹性工作制的选择范围，却不纠正每周超过 60 小时的长时间工作现象，只会导致兼职员工、派遣制员工和合同工的数量增多，助长正式员工的超负荷工作，加剧工作时间的两极分化，这一点在日本已经得到了证明。因此，笔者认为，不应无差别地推进工作时间非标准化、多样化和个人化，而是应该像从前一样，维持一天 8 小时、一周 40 小时的法定工作制度，如果超过这个时间，就要将加班时间限制在不损害"工作与生活平衡"的范围内，这才是上策。

工作时间就是生活方式

1990 年，过劳死律师团全国联络会议编著了一本前半为日语后半为英语的书——《KAROSHI "过劳死"》（窗社），还出版了英文单行本。编著这本书的核心人物是川人博律师，在他的邀请下，笔者编写了其中关于日本人的工作时间的一章，并将英语标题翻译成"The Life Style of Japanese Workers"。在英语国家的人看来，工作时间最能体现生活方式。

N. 奥利弗和 B. 威尔金森是研究经营学的英国学者，两人的合著《英国产业的日本化》（1988 年第一版，1992 年第二版，无日译本）研究了 20 世纪 80 年代后半期撒切尔政权下的英国对日本经营方式的引进，以及日本企业在英国持续不断的投资。《英国产业的日本化》第二版以"森冈的结论"的方式引用了笔者上述关于日本人工作时间的观点：

> 在日本，年富力强的男性员工将大部分生活时间都奉献给了公司，将其用于工作。他们完全没有时间参与家庭生活和家务劳动。于是，女性不得不担负起几乎全部家务和育儿的责任。结果，大部分女性代替沉迷于工作的丈夫，成了全职主妇，即使参加工作也只能打一些零工。

这本书已经出版了二十几年，而日本人的生活方式却没什么太大变化，依然是"男性加班，女性打工"。不仅如此，与20世纪90年代初相比，现在已婚女性的就业率已大大提高，对职业女性这个整体来说，职场和家庭的矛盾正在不断加剧。

从两个层面上来说，日本女性是发达国家中过劳程度最高的。据早前 HNK 广播文化研究所舆论调查部编著的《生活时间的国际比较》（1995 年）表示，在日本、加拿大、美国、英国、芬兰这五国中，日本女性的工作时间最长（见**表5-1**）。不仅如此，日本女性用于做家务的时间等于或者超过其他国家的女性。这样一来，若在工作时间之外再加上做家务的时间，就"广义的工作时间"而言，日本女性在五国所有男女劳动者中超负荷工作的情况最为严重。若只看工作时间，五国中日本男性绝对是最长的，然而，若计算包括有偿工作和家务劳动在内的"广义工作时间"，日本男性还不及日本女性。从这里可以看出，日本劳动者的生活方式就是工作和生活严重失衡。

表5-1 在职员工的 1 周工作时间和家务时间（单位：小时，分）

		日本	加拿大	美国	英国	芬兰
男性	工作时间	52.44	44.13	45.09	36.38	39.33
	家务时间	3.37	11.33	13.25	14.35	13.18
	合计时间	56.21	55.46	58.34	51.13	52.51
女性	工作时间	39.19	37.20	33.57	25.26	30.27
	家务时间	24.23	20.18	23.55	25.12	23.48
	合计时间	63.42	57.38	57.52	50.38	54.15

出处：NHK 广播文化研究所舆论调查部《生活时间的国际比较》，1995 年

日本社会容许人们选择的工作方式并不多。2002年12月，厚生劳动大臣、日本经团联会长、日本工会联合会长联名发表"政府、员工、雇主关于多样工作方式和工作分担的协议"，其中强调了"推进多种多样的工作方式能够增加劳资双方的选择，是十分必要的"。但是，随着雇佣形式的多样化和劳务市场的流动化，虽然人们确实拥有了更多的选择，但实际上，只是雇主拥有了更多"让人工作的方式"，对劳动者来说，"工作方式"却不一定增加了。

　　在日本社会，男性关于全职和固定工作的观念根深蒂固。对他们来说，除了学生，兼职工作（包括打工）只是暂时的权宜之计，并非每个人都乐意接受。正如田中重人指出的那样，即使在1999年开始实施的《男女共同参与社会基本法》中，男性都被默认为全职劳动者，且被排除在弹性工作制的对象之外。

　　话虽如此，女性也没有选择生活方式的自由。《男女雇佣机会均等法》于1985年出台，并于1997年进行了部分修改。但是，这些修改仅限于将此前的"女性职员"改称为"一般职员"，将以前的"男性职员"改称为"综合职员"，实质上是一种比较温和的差别雇佣管理，带有间接的性别歧视。最为明显的是，直到现在，大部分女性学生都被录用为"一般职员"。顺带一提，厚生劳动省最近以使用差别管理模式的企业为对象实施了调查。据称，截至2003年，"综合职员"中女性的比例不超过3%。2004年4月的录用（内定）者中，女性只占"综合职员"的12%，占"一般职员"的96%。

兼职时薪改革与"荷兰模式"

你可曾听说过"荷兰模式"？这是一场社会改革实践，旨在消除全职员工和兼职员工的时薪差距，按照工作时间对两者一视同仁，并以此推进男女平等和解决失业问题。中年留学荷兰的城市规划师角桥彻也指出，所谓的"荷兰模式"是指男女共同承担家务，全职和兼职混合的双职工模式。其核心内容是禁止对全职员工和兼职员工在时薪、养老金、保险、社会保障、就业期限、晋升等劳动条件上施行差别待遇，除非雇主有特殊困难，否则都应保障劳动者从全职转为兼职或从兼职转为全职的权利，通过让女性进出职场、让男性参与家务，消除社会生活中的性别歧视。如今，据说若全职员工的时薪为100%，兼职员工的时薪也已达到95%左右（日本仅为50%）。

"荷兰模式"的支柱是于1996年修改的《劳动法》和于2000年实施的《工作时间调整法》。这一改革最瞩目的成果是失业率的显著下降。荷兰的失业率在20世纪80年代曾一度超过10%，而在2000年却骤降至2%左右。乍一看失业问题似乎得到了圆满解决。然而，2004年，失业率又反弹至6%左右，为1996年来最高。从这点来说，我们在评价其成果时便不得不有所保留。

即便如此，这一改革对工作时间的影响巨大，仍然值得正面评价。荷兰的工作时间原本就很短，在 20 世纪 80 年代初，每年工作时间已经缩短到 1500 小时左右。在 20 世纪 90 年代，其他国家工作时间减少的速度逐渐放缓，甚至转为增加。这时，荷兰的工作时间却还在继续减少，最近已减至每年 1350 小时左右，比欧盟国家的平均时间还要少 300 小时。

荷兰与日本的相似之处在于兼职员工所占比例较高（见**表 5-2**）；不同之处在于日本"男性加班，女性兼职"，性别分工明显，工作时间两极分化。与此相比，在荷兰，男女员工长时间工作的比例都极低。每周工作 50 小时以上的员工比例，在日本为 4 人中有 1 人多，而在荷兰为 70 人中有 1 人（见**表 5-3**）。从这种巨大的差异来看，"荷兰模式"不仅成功解决了失业问题，在缩短工作时间和防止过劳上也非常成功。

表 5-2 兼职劳动者的比例

	兼职就业率（%）		
	合计	男性	女性
欧盟 15 国	11.6	4.5	18.8
德国	13.8	3.9	28.8
法国	10.4	3.6	17
英国	17.4	6.8	28.3
意大利	4.7	2.1	7.4
荷兰	32.8	17.3	48.7
瑞典	16.0	7.4	25.0

出处：欧洲统计局
注：2003 年数据。兼职是指每周工作时间不满 30 小时的劳动者。

表 5-3 每周工作 50 小时以上的人的比例（%）

日本	28.1
美国	20.0
英国	15.5
法国	5.7
德国	5.3
意大利	4.2
瑞典	1.9
荷兰	1.4

出处：ILO
注：2000 年的数字。

日本男女的工作时间差距与收入差距

荷兰通过减少全职员工和兼职员工的时薪差距，成功地解决了失业问题，缩短了工作时间。与此相比，在日本，不仅全职员工和兼职员工的时薪差距很大，男女间的时薪差距也很大。

厚生劳动省《工资结构基本统计调查》2001年的数据显示，在对一般男性、一般女性、兼职男性、兼职女性的时薪进行比较后发现，他们之间的比例是100∶66∶51∶44（从金额来看分别是2028日元、1340日元、1029日元、890日元）（见**表5-4**）。对一般员工平均每年发放3倍规定月薪左右的奖金及其他特别津贴，而兼职员工则没有这些待遇，这样算来，一般男性员工和兼职女性员工之间的差距只会更大。

下面我们来考查男女差别。

表5-4 从性别来看普通员工和兼职劳动者平均时薪的变迁

年份	男性			女性		
	普通员工	兼职员工	差距（普通=100）	普通员工	兼职员工	差距（普通=100）
1993	1904	1046	54.9	1187	832	70.1
1994	1915	1037	54.2	1201	848	70.6
1995	1919	1061	55.3	1213	854	70.4
1996	1976	1071	54.2	1255	870	69.3
1997	2006	1037	51.7	1281	871	68.0
1998	2002	1040	51.9	1295	886	68.4
1999	2016	1025	50.8	1318	887	67.3
2000	2005	1026	51.2	1329	889	66.9
2001	2028	1029	50.7	1340	890	66.4

出处：厚生劳动省"工资结构基本统计调查"

据"社会生活基本调查"统计，2001年双职工家庭的男女工作时间差别大约是100∶64；结合包括兼职在内的工资性别差100∶50来看，收入差距为100∶32。包括所谓职业主妇家庭在内，在所有家庭中，男女的工作时间比为100∶42，收入差距为100∶22。结果，仅就日本的双职工家庭而言，女性的收入仅为男性的1/3，若算上妻子无业的家庭，在所有家庭之中，女性收入仅为男性的1/5。

这样看来，不论对女性还是男性来说，自由选择生活方式的主要障碍是兼职员工，特别是兼职女性员工的时薪过低。如果日本也像荷兰那样，致力于缩短工作时间，不论男性和女性，全职员工和兼职员工都能获得"平等的时薪"，进入职场、选择全职工作的女性人数就会增加，选择兼职工作的男性人数也会慢慢增加，与以前相比，很多男性或多或少都会增加做家务和休闲娱乐的时间。虽然"男性就应该全职"这一固有观念根深蒂固，但如果男女之间的时薪差异逐渐缩小，男女就业机会进一步平等，根据夫妻的行业、职位不同，女性收入大于男性的家庭就会增多，这样一来，或许男性便会萌生出"主夫意识"，并为取得育儿休假而制定新的家庭战略。

美国的减速生活者增加

《广辞苑》对"生活方式"（life style）的定义如下："生活式样，特别是包括兴趣和社交在内的、能表现一个人的个性的生活形态。"当我们谈及美国人、日本人等社会族群的生活方式时，会受到该国的历史、文化、职业生涯和工作时间等因素的限制。个人的生活方式也受到社会的制约，并非完全自由。尽管如此，由于生活方式与个人的工作方式和生活态度密切相关，某种程度上也可说是个人选择的问题。

在美国社会，工作过度和奢靡浪费的现象十分普遍。在这种情况下，比起收入更注重自由时间、比起成功更注重生活质量和自我实现的人正在增多，他们"虽然收入减少了，却过得比以前幸福"。这些经广泛调查和采访得出的结论来自《浪费的美国人》，它的作者正是前文提到过的朱丽叶·B.斯格尔。斯格尔认为生活方式的转型就好比轿车从高速行驶切换到低速排挡，她将实行这种转换的人称作"down shifter"（减速生活者）。

《浪费的美国人》第五章论及"减速生活者"，这一章的篇章页上画着一个正在走路的女性"减速生活者"，插图上还标有说明：女性怀抱着的蔬菜上写着"购买有机食品""再利用可回收纸袋"；手中拿着的锤子上写着"能修理就不买新的"；旅游鞋上写着"放弃健身房的会员资格，傍晚和伴侣一起散步"。

斯格尔表示，在 1990—1996 年间，美国的成年人每 5 人中约有 1 人（占整体的 19%）自发性地改变了生活方式，不顾收入减少，不到规定年龄就退休了。其中有 85% 的人对自己在生活方式上的转变感到满意。同一时期，每 10 人中约有 1 人（12%）因为失业、工资下调或者工作时间变更等原因而非自发性地"减速"，这部分人中又约有 1/4（24%）对自己生活方式的转变持肯定态度。两者合计，约占美国成年人口的 1/5。他们的收入虽然比以前少了，却过着比以前更幸福的生活。这是因为属于自己的时间增加了，压力减轻了，工作和生活越来越平衡。

日本人生活方式的种种转变

转变工作方式并非轻而易举。尽管如此，近年来，日本人也开始对工作一边倒的现象提出质疑。不少人因为面临着健康问题、育儿的烦恼、过早的退休年龄而选择更换成时间较短的工作，或者搬到乡下去住，或者拒绝长时间加班。人们的生活方式发生了变化，而这样的人越来越多。在书店里、互联网上，到处都是关于"田园生活"的书和信息，简直是一股商业热潮。

有些人渴望脱离忙碌的大都市，憧憬着田园生活，于是搬到乡下或者地方上去住。在这些人里，最典型的是迁居到冲绳去的人。据日本总务省"居民基本台账人口移动报告年报"（2004年）统计，最近几年，每年有两万四千人到两万五千人从其他都道府县移居到冲绳。这一数字里也包括在外读书或者工作后返乡定居的冲绳本地人，和人口规模相似的大分县比起来似乎并不算多。即便如此，值得注意的是，除福冈县以外九州各县每年的迁出人口都远大于迁入人口，与之相对，近几年冲绳的迁入人口却比迁出人口平均多出近2000人。

在冲绳移居信息网站上有这样的信息：小岛上出现了外来人口比本地岛民还要多的现象；在由三个小岛组成的座间味村生活着约1000人，有资料显示其中的1/3是从冲绳以外的地方搬来的。据说长期居住的人口中有不少并未办理居民登记手续。冲绳县失业率高、工作不好找，然而人们还是对这里着迷，有些人是因为自然风光，有些人是因为风土人情。另外，不能否定的是，"减速生活"（down shifting）也是冲绳移居潮的原因之一，人们选择离开喧嚣忙碌的大都市，减少赚钱所需的工作时间，转而去做自己喜欢的事情。

最近，与"减速生活"意思相近而略微不同的另一个词——"慢生活"（slow life）也开始在人群之间流行。同样流行的还有"慢食主义"（slow food）。以麦当劳为代表的汉堡和炸鸡等食品被称作快餐，中卯的乌冬面和吉野家的牛肉盖浇饭也是如此。由于人们对快餐文化感到疑虑，慢食主义运动得以迅速发展。其理念是讲究细嚼慢咽，享受吃饭的乐趣，重视乡土料理，保护亲手烹调的优质美食。这种理念和运动始于 20 世纪 80 年代意大利一个名叫布拉的小镇，自其诞生起便与形形色色改良饮食的潮流互相呼应，进而风靡全世界，甚至在日本也悄悄掀起了热潮。

实践慢食和慢生活的人或许自身就是社区货币（由居民团体、市民团体发行的仅在特定区域和团体内有效的交易手段，用于互通好意和服务）的使用者。即便并非如此，社区货币的发行和使用体现了对社区内互帮互助和合作精神的重视，在这一点上是与慢食及慢生活相互关联的，也就是说，这也是一种新生活方式的运动。日本全国已有数百种社区货币，而这一数字还在持续增加。

2004 年版《国民生活白皮书》在对"以社区货币促进社区活动的可能性"这一议题进行研讨后指出："社区货币能够带来哪些效益？可以形成有利于环保的生活方式，增加福利和护理服务，刺激社区经济发展，加强居民之间的联系，促进邻里互帮互助等，不同社区将会有不同的效益。"

但是，要想支持这些活动，没有时间是万万不行的。据上述白皮书统计，"一天中能够自由支配的时间"不足 3 小时者在 30 多岁的人群中占 70%，在 40 多岁的人群里占 69%。因此，有 43% 的 30 多岁的人和 47% 的 40 多岁的人表示，他们不能参加社区活动的主要原因是"没有活动的时间"。另外，现在实际上只有 7% 的 30 多岁的人和 12% 的 40 多岁的人参加社区活动。因此，要想让慢食主义和慢生活在社区里扎根，必须增加社区居民的自由支配时间。

菜园家庭革命

　　笔者在为写作本书做准备的时候，得知在当今日本，小贯雅男最先提倡转变生活模式，从奢靡浪费和过度工作的恶性循环中脱离出来。小贯雅男是研究蒙古的学者，也是三十几年前与笔者同在大阪外国语大学工作的同事。

　　1970 年以来，小贯雅男时常前往蒙古，深入游牧民的社会及社区。从 1992 年秋天开始，他在位于蒙古山地及沙漠地区一个名叫柴尔格的村子里住了一年，进行田野调查。纪录片《四季与游牧——柴尔格的人们》便是对这一时期的影像记录。1995 年，滋贺县立大学刚一成立，小贯雅男便来到该校人类文化系工作，在学生们的配合下，这部全长 7 小时 40 分钟的纪录片得以在全国上映，并吸引到两万多人前来观影，引起了很大反响。

　　与此同时，小贯雅男通过对蒙古的深入考察，从全新的角度指出了日本社会及社区面临的诸多问题："无限膨胀的欲望、消费和生产的恶性循环"，并在此基础上提出"菜园家庭革命"的构想。

这项构想所描绘的菜园家庭社会，简而言之，是一个"CFP复合型社会"——资本主义的"C"（Capitalism），小经营家庭的"F"（Family），公共的"P"（Public）。这一社会实行"周休五天制"，人们每周在"C"领域或"P"领域工作两天，从事传统工业及其他产业的工作，或者从事行政、教育、医疗、社会福利等公务。剩下五天时间在"F"领域的菜园里经营农业，或者以个体户的形式自营商业、服务业和手工业。

虽然名义上是"周休五天制"，但因为五天都在劳动，给人感觉像是净在劳动了。但是，一周在C或P领域工作两天，获得工资收入，然后在F领域实现某种程度的自给自足，这样一来，生活就有了稳定的基础。而且，菜园家庭与过去所谓的兼职农民不同。兼职农民种植商品作物，也从事农业以外的工作，专事追求货币收入。而菜园家庭对市场的依赖程度较低，也能在一定程度上抑制消费欲望。因此，人们得以从超负荷工作下解放出来，获得充裕的时间，并自由地从事创造性活动。

这项社会改造计划是以小农家庭为核心进行的，与抑制小农经济的传统社会思想有着本质不同。可想而知，这项构想在付诸实践的过程中将会遇到以土地使用问题为主的诸多困难。虽说如此，要从过去那种大量生产、大量浪费的"扩张型社会"

过渡到人与自然可持续发展的"循环型社会"，菜园家庭社会的构想非常值得我们研究。一方面存在大量失业人员，另一方面存在长时间劳动者，这样的现象是极不合理的。为了消除这一现象，不仅需要建立能同时转变生活方式和社会体系的工作分担机制（work sharing），还需要在此基础上有意识地引进菜园家庭社会的构想。为了让日渐式微的农林业恢复生机，让传统的地域生活文化和手艺人的手艺复苏，我们有必要学习这一构想，也要在社会中建立一种自动防御机制，以防止市场原理的暴走失控。

生活方式运动也会带来商机吗？

所谓资本主义，就是无论出现什么新潮流，都能马上将其化为商机。比如说，美国有一群叫作 LOHAS（Lifestyles Of Health And Sustainability，健康和可持续的生活方式）的人，据说占全部成年人人口的 27%（共计约 6000 万人）。实际上，调查并提供这一信息的正是一家与健康食品相关的市场调查公司。近来，在刚才谈到的冲绳移居热和田园生活热中也出现了包括住宅租赁、买卖在内的各种各样的商机。

田中夏子与杉村和美在其合著的《与慢节奏的工作方式相遇》

（岩波书店，2004 年）中谈到，从"慢食主义"到"慢生活"，再到"慢工作"，"慢"的潮流正在不断蔓延。该书还以实践案例的形式，介绍了从农村蔓延至城市，以至出现在日本全国各地的"慢节奏工作方式"；并以"慢节奏工作方式"为关键词，追踪调查了"就业机会"和"社区发展"为人们带来的喜悦和困难，令人读后兴味盎然。

我们前面也已经讲过，2002 年 2 月，经过三井物产战略研究所的努力，"慢城市联盟"成立并开始活动，截止到 2004 年 12 月，日本全国已有 50 个市町村成为其会员。联盟网站上登载着这样的"入会指南"：

> 慢城市联盟的目的是建设一个宽容的社会，兼具重视效率和便利性、追求新事物的"快社会"和重视保存与再生、对万事精雕细琢的"慢社会"二者的特点，让每个公民都有更多的选择，真正实现"更美好的人生"。

"慢节奏城市"联盟的具体活动内容可以用"保存、再生和循环"这三个关键词来概括，包括当地产当地销，改建农家，更新乡土文化、乡土手艺、乡土工艺品、乡土料理，保存并恢复家乡的山川海洋及文化，恢复自然能源，邻里互帮互助等措施。这样做的目的是重塑从前被"快社会"破坏了的"慢社会"。因为不能否定快社会，就只能说构建"兼容快节奏和慢节奏两种生活方式的社会"。若无法用"慢社会"来控制"快社会"，也无法形成"慢商业"，"慢热潮"之中的商业是无法持久的。

终章　给过劳踩刹车

对饮食、睡眠和家庭生活的现状，你满意吗？

一个人如果一天工作超过 10 个小时，一周工作超过 50 个小时，是不可能拥有健康的文化生活的。正如前文所述，日本男性之所以能够超长时间地工作，是因为他们将维持家庭生活所需的家务事全部推给了女性。然而，近年来很多女性结婚后仍会继续工作，或者做全职，或者做兼职，这样一来，将雇佣劳动和家务劳动相加，女性的过劳程度比男性还要高。

男性劳动者中也有很多人不仅没时间做家务，连吃饭的时间都无法保证。在大城市工作的人每天上下班来回需要 2 小时左右，一天还要工作 10 小时以上，一般没有时间吃早饭，即便吃也只能狼吞虎咽。某项调查显示，日本工薪阶层的午饭时间平均只有 10 分钟多一点。近年来，以从学生时代就一直在外就餐的年轻职员为中心，早餐、午餐、晚餐都在外边吃的人正在逐渐增加。虽说晚饭应该在傍晚吃，但现在能在工作日的傍晚吃上晚饭的人越来越少了。从时间段来讲，很多人在吃夜宵的时间才能吃上晚饭。

这样一来，已婚者回家后也几乎没有太多时间与妻儿沟通感情。不仅如此，有时还要参加工作方面的应酬，在家里也得处理与工作相关的电子邮件，甚至不得不牺牲睡眠时间。结果，疲劳得不到缓解，还徒增压力，身心都受到损害，最坏的情况下甚至会危及性命。

NHK 每 5 年举行一次"国民生活时间调查"，根据该项调查，"在职人员"工作日的平均睡眠时间在 1970 年为 7 小时 51 分，2000 年减少至 7 小时 7 分。而在 2000 年，30 多岁的男性员工在工作日平均工作 9 小时 46 分，睡眠 6 小时 56 分。工作时间比睡眠时间还长 2 小时 50 分。工作日如此，周末若能补觉倒也罢了。但事实并非如此。周六睡眠时间为 7 小时 52 分，周日睡眠时间为 8 小时 27 分。如果按一天工作 8 小时计算，平均两个人中有一人多周六也在上班（每人平均工作 4 小时 41 分），四个人中有一人多周日也上班（每人平均工作 2 小时 14 分）。

睡眠时间之所以减少，原因之一是看电视和上网的时间增加了，同时经济活动 24 小时化的倾向也在不断发展。当然，不能说这些因素都导致了工作时间的增加，但是就 30 多岁的男性劳动者而言，平均每周工作 55 小时以上确实是造成他们睡眠不足的主要因素，这一点毋庸置疑。

父母工作时间过长对孩子来说也是件不幸的事。在今天的日本，双职工家庭正在不断增加，然而，无论是儿童教育的社会环境，还是托儿所的数量，都不能满足正在形成的双职工家庭社会的需求。同时，需要强调的是仅仅建设足够的托儿所也是不能解决问题的。最近社会上认为"减负教育"导致学生学习能力下降的声音很多，甚至有人说要修改学校刚刚实行不久的每周两日休息制。那么，在每周休息两天的制度下，孩子们是不是就能快乐地度过休闲时光呢？其实不然。日本文部省（现在的文部科学省）的调查显示，1985—2000年，上补习班的孩子在小学生之中的比例从17%增至28%，在中学生之中从45%增至70%（截止到2000年，参加各种"才艺训练"的小学生的比例高达92%）。近来补习班爆满的情况虽然有所减缓，但也并无大的改观。据说补习班又被人叫作"日期变更班"，从周一到周五，有的中学生补习班会上到夜里12点以后。周日和放假的时候则一天上8小时的课，某些特训班一天要上10个小时。

工作时间过长，夫妻没有独处的时间，也没有育儿的时间。长此以往，夫妻之间会产生分歧与不和，最后甚至会离婚。在这种女性被迫负担全部家务及育儿责任的环境里，男性的长时间劳动会迫使女性要么选择不结婚，要么选择不要孩子。如果女性采取和男性一样的工作方式，这种倾向就会更加明显。今天日本的"少子化"现象恐怕与上述情况不无关系。

根据2003年《厚生劳动白皮书》的统计，结合每周工作时间在60小时以上的正式员工的地域分布与合计特殊出生率（一名女性一生的平均生产数）这两项数据来看，男女都从事长时间工作比例越高的地区，婴儿的出生率越低，两者成反比。就已婚男性正式员工而言，关东南部地区长时间工作者的比例最高，为 13.1%，同时婴儿出生率仅为 1.21 人，为最低。相反，冲绳的长时间工作者比例最低，而婴儿出生率为 1.81 人，为最高。

工作太忙，无暇往来邻里，也无暇参与选举

工作时间过长不仅危害家庭生活，也妨碍社区活动。最为明显的是，在 PTA 或者社区自治会的集体活动上总是很难见到父亲们的身影。人们花在工作上的时间越长，就越没有时间参加社区义务活动，于是人际关系变得冷淡，社区公共事务和互帮互助活动越来越难以维持。筋疲力尽的人越多，人们对他人的同情心就越少，人与人之间的关系会越来越疏远。

日本内阁府以 60 岁以上的老年人为对象，进行了题为"有关老年人生活和意识的国际比较调查"，上述《厚生劳动白皮书》在参考这一资料的基础上，对"邻里交往水平"进行了图示分析（见**图 终-1**）。从该图可以看出，和其他国家相比，"几乎每天"都有机会和朋友及邻人交谈的日本人所占比例较低，而一周几乎没有机会和朋友及邻人交谈的日本人所占比例较高。这

一倾向在日本男性当中更加明显。只有不到两成的人"几乎每天"都有机会和邻人交谈，超过三成的人几乎没有机会和邻人交谈——在日本、美国、韩国、德国、瑞典几个国家中，只有日本是这样。如果那些已经告别职业生涯的老年人与近邻都只有这种程度的交往，在职人员就更不用说了。另外，《厚生劳动白皮书》还指出，那些将大半时间花在工作上、和社区联系非常少的人一旦退了休、离开企业，就很容易陷入闭门不出的状态。

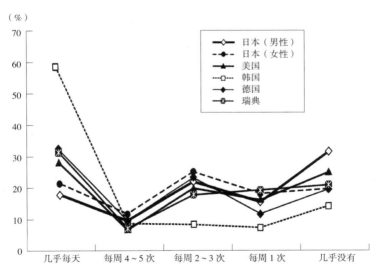

出处：《2003年版厚生劳动白皮书》，日本内阁府"第5次有关老年人生活和意识的国际比较调查"，2001年

图 终−1 邻里交往程度的国际比较

在今天的日本这种长时间工作和长时间通勤已成常态的社会，人们要参与职业生活以外的社会生活是很不容易的。结果，想要参加文化生活和体育活动也变得困难，人们只能参加一些被动性的、暂时性的活动。参与政治生活的机会也减少了，最需要政治帮助的人却最为远离政治。

关于这一点，可参考 2004 年 7 月日本参议院选举前《朝日新闻》上刊登的一份投稿，该投稿来自一名家庭主妇。她在文章中说，她的丈夫因为工作时间过长，根本没有时间参加选举投票；她还呼吁人们"要是不想过劳而死，请好好考虑并参与投票"：

> （我丈夫）早上随便吃几口早饭就得赶快出门；晚上要赶末班电车，下车后还要走一站地才能到家，这还算早的。丈夫的日常生活就是这样。
>
> 说到这次的参议院选举，丈夫回家后既看不到政治新闻，也没有时间看报，根本接触不到和竞选人、政党相关的信息，这种状况必然导致投票率降低，对执政党有利。
>
> 工薪阶层的税金、养老金、养老护理保险都从工资中直接扣除。就算任劳任怨地默默工作，在过劳死之前也享受不到养老金和护理服务。这对政府来说大概是好事。若是不想过劳而死，就请大家好好考虑，参与投票吧。（2004 年 7 月 8 日，主妇，名古屋市，43 岁）

过劳危险多

在美国，人们所知的、最能代表过劳的职业是律师和实习医生。美式英语将实习医生称作"resident"。"Resident"本来的意思是"居民""住宿舍的人"，为什么会引申为"实习医生"呢？这让人不解。笔者在国立循环器病医疗中心的坂东兴大夫那里看病的时候，偶然读到了他在岩波新书出版的著作——《心脏外科医生》。那时，笔者才知道实习医生因为工作时间长，常常住在医院值班，所以被人称作"resident"。

日本的实习医生上班很累，很容易出现过劳死。森大仁曾是关西医科大学附属医院的实习医生，仅仅工作两个半月，就在1998年8月因过劳而死，年仅26岁。他的工作时间是从早上7点半到晚上10点或11点。但经常就这样留在医院值夜班，第二天再继续上班。周六、周日也要加班，在去世之前的两个半月里，他总共加班388个小时。就算这样拼命工作，每个月的工资也只有6万日元。1999年，森大仁的遗属向法院提起诉讼，2002年2月，大阪地方法院认定医院违反了安全保障义务，命令大学向遗属支付1亿3500万日元的赔偿金。大学方面虽然进行了申诉，大阪高等法院也更改了一审判决，但只是改判赔偿遗属8400万日元，仍然判定强度过大的工作是导致受害人死亡的原因。

过劳死现象也出现在护士行业。村上优子从护士专门学校毕业后就在国立循环器病医疗中心工作。2001年2月，她在工作 3 年 10 个月之后因过劳致死，年仅 25 岁。去世前 6 个月，在她的电子邮件发送记录中有这样的内容："下班回到家中，日期已经变了，现在是 3 号凌晨 3 点，也就是说我只睡了 3 个小时。今天 8 点半还得准时到医院上班。按照规定时间，第一天的工作和第二天的工作之间应该间隔 8 个小时。然而，却很少能定点下班。难道这就是所谓的三班倒吗？"她在去世前 5 个月发送的电子邮件中这样写道："昨天白班非常忙，回到家里已经是夜里 10 点过了，所以我几乎没有睡觉就又去上夜班，觉得整个人都晕晕乎乎的。"

2002 年 7 月，村上优子的遗属以国家违反安全保障义务且导致受害人过劳致死为由，向大阪地方法院提起诉讼并要求予以赔偿。然而，尽管受害人每月加班 80 小时，大阪地方法院只承认其中的 50 小时，并认为其工作的劳累程度还不至于导致过劳死。该案仍在最高法院审理之中。

医生、护士的过劳被认为是日本医疗事故频发的主要原因之一，希望尽早得以改善。

长时间密集劳动诱发交通事故

在第三章我们曾谈到，大巴、公交车、卡车、电车等机动车司机的长时间密集劳动容易诱发交通事故。20 世纪 70 年代，ILO

在一本关于"工作时间"的小册子里对卡车司机进行了调查，该调查称：开车时间越长，事故发生率也越高。尤其是开夜车，虽然夜间交通量较小，发生事故的概率却非常高。国土交通省"机动车辆运输业交通事故要因分析讨论会"的资料显示，由于司机超负荷工作且睡眠不足，高速路上经常发生连环撞车等恶性交通事故，造成严重损失；有的虽未造成事故，但司机因工作日程过密而屡屡超速、被交警公布其所属单位的事件也层出不穷。

2002 年 8 月，在日本三重县铃鹿市东名阪的高速路下行方向上，一辆大型卡车撞进堵车的车列，造成 5 人死亡、6 人轻重伤。事故后发现，卡车司机由于疲劳驾驶而意识蒙眬，事故发生当时已经睡着了。2003 年 5 月，津地方法院认定运输公司的两名运营管理者要求肇事司机进行了超负荷工作，"不顾自身肩负改善司机劳动条件的责任，轻易让其从事超负荷工作，责任重大"，对二人做出了缓期执行的有罪判决。

我们曾在第三章谈到 2005 年 4 月 25 日 JR 西日本宝冢线（福知山线）的快速列车出轨事故。

大众媒体的报道指出，导致这起 JR 历史上最严重交通事故的原因是安全管理不到位：司机由于驶过站台造成延误，为了挽回时间而超速行驶；公司对司机采取了高压管理政策；公司为了和阪急铁路争抢客源，制定了过度高速化且无任何预留时间的铁路时刻表；未安装最新式的列车自动停车装置（ATS‑P）以防超速；在公司民营化后，实行了优先利益、忽视安全的经营体制，等等。

上述事故所涉路段原本叫作福知山线，由于与阪急铁路的宝冢线并行，JR西日本公司也将其称作宝冢线，借此加大宣传效果。从这一点便可看出公司是多么沉迷于追逐利润和争抢客源。在JR西日本大阪分部制定的2005年度"分部方针"中，"赚钱"被列为首要目标，至于安全问题，则被其明目张胆地放在了次要位置。

谈到工作时间与事故的联系，值得注意的是，就在事故发生的前一天，司机从下午1点半一直工作到夜里11点左右。在事故当天，他于上午6：05完成出勤点名，并于6：48准备开始工作。据说在电车出发前通常要花30分钟进行"出区检查"，以便确认车内环境和机器状况。也就是说，事故当日司机刚刚上过夜班，然后又从早上6点多一直工作到事故发生的上午9：18前后。

JR西日本公司为了提高利润并与其他民营铁路竞争速度，将停车和运行中的预留时间压缩到了极限，这不仅是这次发生事故的宝冢线所独有的现象。最近更要求司机严格遵守定时驾驶，并以平时容易误点的列车为对象，一年内多次勒令其以秒为单位汇报延误情况。不得不说，这次的事故正是这种优先速度、严守时间的运行方式导致的。

工作压力太大，抑郁症患者增多

2004年的《厚生劳动白皮书》显示，自1993年日本泡沫破灭、经济萧条加重以来，患抑郁症和摄食障碍（厌食症或暴食症）的人明显增多。据说这些病症的来源是现代社会的压力。由于经济形势日益严峻，公司裁员增多，人们很容易积累精神压力。

最近心理疾病引发的自杀事件增多也成了一个严重的社会问题。据《厚生劳动白皮书》统计，1975 至 2005 年间，除 1986 年的自杀者超过 25 000 人以外，每年的自杀者人数都在 20 000～25 000 人之间摇摆。从 1998 年开始，这个数字已经增长到 30 000～34 000 人。

心理疾病和身体疾病一样，受所处环境的影响，无论是谁都有可能会得。上述白皮书的调查结果还显示，在压力极大的现代社会，每 5 个人中就有 1 人在其一生中可能被诊断为患有精神疾病。另外，日本国民当中每 15 个人里就有 1 个人曾经患过抑郁症，尽管如此，其中的 3/4 还从未接受过诊治（见**表 终-1**）。

表 终-1 抑郁症的征兆

本人觉察到的变化	旁人觉察到的变化
1.心情悲伤、忧郁、消沉、灰心	1.与过去相比表情阴沉、无精打采
2.对任何事情都不感兴趣，闷闷不乐	2.经常说身体不舒服（疼痛或疲倦）
3.容易疲劳，没有精神（倦怠）	3.工作、做家务效率下降，经常出错
4.精力、热情、集中力下降（胆怯，什么都不想做）	4.回避和周围人的交往
5.睡不着觉，很早就醒	5.迟到、早退、缺勤（缺席）次数增加
6.没有食欲	6.不运动或参加兴趣活动，也不外出
7.不想见人	7.饮酒量增加
8.早上的身体状况比傍晚差	
9.总是担心，翻来覆去地思考	
10.陷入失败感、悲伤或失望之中不能自拔	
11.经常自责，觉得自己没有价值	

出处：厚生劳动省《应对抑郁症措施操作手册》（2004 年 1 月）

正如《厚生劳动白皮书》指出的那样，劳动者患抑郁症的主要原因是工作或职场人际关系等环境压力造成的。要想预防抑郁症，最好的方法莫过于静养。然而，现实却是，有的人对看医生心存疑虑，有的人因为工作太忙而根本无暇看病。在一次关于过劳死的座谈会上，精神科医生中泽正夫告诉笔者，在20世纪80年代后半期的泡沫经济时期，因为压力过大而到精神科看病的公司职员明显增多。然而，在泡沫破灭之后，来看病的人反而逐渐减少了。之所以会出现这种情况，是因为如果只是压力大就去看病，因为这种程度的身心不适就请病假，很有可能被裁员。再者，由于裁员，工作量加大，员工根本没时间休息。

给过劳踩刹车

即便因为工作严酷而得了抑郁症，员工们也无暇去看医生。正因如此，职场上和家庭中要求限制和缩短工作时间的呼声才会日益高涨。2004年1月，日本厚生省发布了《关于工作和生活协调意识的调查》，其中"劳动者调查"部分显示，在对工作方式现状的认识方面，优先工作的人（69%）比优先生活的人（14%）多；但若论及理想状态，希望优先生活的人（47%）比希望优先工作的人（33%）多。

在上述调查中，从"配偶对工作方式的希望"来看，回答希望配偶"缩短加班时间""休年假"的女性占整体的44%；而给出相同回答的男性占整体的25%。这意味着女性比男性更希望配偶缩短工作时间。

对工会来说，当务之急是顺应人们的呼声，正视问题，着手限制并缩短工作时间，将阻止过劳作为一项政治任务，要求政府杜绝无偿加班并预防过劳死，不仅如此，还要积极实现工作与生活的平衡（work-life balance）。

然而，仅仅寄希望于工会和政府，事态并不会有所改善。今后，"过劳死律师团""劳动基准市民监察员"等非营利团体（NPO）在监视和限制工作时间上所起的作用也许会越来越大。在美国，"全美朝九晚五女性联合体"与美国劳工联合会（AFL - CIO）联手开展运动，要求企业实行"关爱员工家人的政策"。一些旨在督促跨国企业（在发展中国家投资的企业）遵守国际劳动标准的非政府组织（NGO）也参与其中。甚至有一些市民组织、教会组织积极地向企业股东大会提案，要求其在雇佣和就业问题上担负起社会责任。日本也应向这些形式多样的运动学习。在限制和缩短工作时间方面，日本仍有较大发展空间。

为防止过劳死发生，个人和组织应采取何种方针及对策？下面试着阐述笔者的个人意见。

缩短工作时间，杜绝超负荷工作

——防止过劳的方针与对策

I 劳动者应该做什么？

◇珍惜与家人相处的时间，找到工作之外的生存意义

一日三餐要吃好，保证睡眠时间。珍惜与家人相处的时间，多运动，多参与兴趣活动，不要忘记休闲、社交、读书、学习、与家人团聚。关注身体健康，灵活工作，要在工作之外找到生存意义。

◇分担家务劳动，参与邻里交往和社区志愿活动

做饭、洗碗、照看孩子、打扫、洗衣、购物等家务劳动不要全部推给女性，要夫妻分工；多和邻居交往，参加社区志愿活动，保障生活与工作平衡。

◇年假要休够，一年至少有一次1~2周的连续假期

每年的带薪休假要休够天数，不能浪费；灵活运用四月末至五月初的黄金周、盂兰盆节或者年末年初的假期，将年假延长；为了享受休闲时光、恢复精力，一年要有一次连续休息1~2周的假期；以充沛的精力进行创造性的工作。

◇尽量不加班，若工作过重，向工会或公司要求改正

注意准时下班，如果实在有困难，尽量不要长时间、长时期地加班。如果工作时间过长、劳动强度过大，要主动要求工会和公司予以改正。

◇若职场上违反《劳动基准法》的行为得不到纠正，要向劳动基准监督署报告

若职场上发生无偿加班等违法行为，可以向劳动基准署报告（告发）。进行报告时会要求报告者提供实名，劳动基准监督官应为其保密，不将其姓名透露给相关单位。报告没有固定形式，只要简单写明公司违法的事实，并出具相关证据（上下班记录等）即可。

◇若感到身心不适，要立即就医并听从医嘱

定期进行体检，若因劳累过度而感觉身心不适，或担心工作引起健康问题，不要因为工作忙而硬扛着，要立刻就医并听从医嘱。

◇如果因工作而感到窒息，要设法另谋职位，注意自我保护

忙得喘不过气的状态长期持续且无改善可能，或者深感自己即将病倒的时候，要下定决心辞职或者改行，做好自我保护。

◇**阻止信息工具造成的工作无界化，在一定时间内拒收信息**

阻止工作通过手机和电子邮件等通信工具入侵个人及家庭生活的领域，尊重彼此的隐私。可以采取宣布不使用手机或在一定时间段拒收信息等对抗手段。

◇**从工作方式的角度重新审视以服务和方便为卖点的消费理念**

便利店实行 24 小时营业，快递实行翌日送达服务，服务业高度发展以至于过剩，是导致长时间工作的重要原因，要认识到消费者一味追求方便会导致工作条件恶化、雇佣关系不稳定，应从工作方式的角度重新考虑消费行为和理念。

◇**从事运输或服务行业的人要明确区分营业时间和工作时间**

在运输和服务行业，工作时间和营业时间的关系密切。从事这些工作的人应该反对无限制延长营业时间，要求雇主严格区分营业时间和工作时间，避免营业时间的延长影响到工作时间。另外，还要要求雇主规定定期歇业日。

◇**摆脱过劳和浪费的恶性循环，转变为慢节奏生活**

承认自由时间比收入更重要、实现自我价值比出人头地更重要，重新审视现在职场的工作方式，通过跳槽、提前退休、田园生活等途径改变生活方式，摆脱浪费和过劳的恶性循环，也是相当不错的选择。即便不幸失业或被裁员，也可以此为契机改变生活方式，反而因祸得福。

II 工会应该做什么？

◇**组织工时缩短运动，削减加班时间，杜绝无偿加班**

要求雇主严格把控工作时间，积极采取措施削减加班时间并消灭无偿加班现象。同时，要意识到长时间工作不仅对员工的身心健康有害，还会对员工个人的自由时间、家庭生活以及社会活动产生不良影响。要重视这些问题，并发起限制和缩短工作时间的运动。

◇**协助员工取得带薪休假，要求雇主增加年假天数**

为了协助员工取得带薪年假，要面向员工，详细普及年度带薪休假制度，敦促企业每月统计并记录每个员工的带薪年假天数、已休天数和剩余天数，并将这些数据通知到个人。与此同时，为实现每年最少一次连续两周的休假，要求企业增加带薪年假的天数。

◇**采取特别措施，解决30多岁正式员工的严重过劳问题**

要认识到，近年来，中老年职员被裁员、新员工招聘停滞的现象导致很多30多岁的正式员工被迫在单位从事超负荷工作。

需要减轻这一年龄层员工的超负荷工作，预防过劳死，特别要注意员工的心理健康。

◇采取措施防止超负荷工作，一旦发生过劳死事件，要支持工伤申请

为避免职场发生过劳死或因过劳导致自杀的事件，平时要注意防止超负荷工作，要对员工进行包括心理健康在内的健康管理。如果职场同事不幸因超负荷工作而罹患心脑疾病，以至死亡或丧失工作能力时，工会要尽可能施以援手，协助本人或其家属申请工伤或向法院提起过劳死诉讼。

◇与雇主签订"三六协议"，将加班时间限定在每天 2 小时、每年 150 小时以内，确保必要的员工人数

工会要认识到，雇主若在未签订"三六协议"（根据《劳动基准法》第三十六条所制定的规定时间外或节假日加班的相关协定）的情况下命令员工进行规定时间外或者节假日加班是违法行为。若签订"三六协议"，要将加班时间限定在一天 2 小时、一年 150 小时之内。要确保必要的员工人数，以避免对经常性加班的依赖。

◇防止双职工的工作时间增加，缩短工作时间

双职工与全职女性的增加，导致"男女工作时间"（夫妻合

计工作时间）延长，给维持正常家庭生活和社区活动造成了困难，也引起了育儿方面的危机。要重视这一问题，从防止男女工作时间增加的角度，设法缩短工作时间。

◇助力兼职员工的组织化，推进正式员工与兼职员工的同工同酬

努力实现兼职员工（包括自由职业者）的组织化，阻止工会参与率降低的趋势。与此同时，要重视兼职员工与正式员工的同工同酬，改善兼职员工的薪金和待遇，方便兼职员工与正式员工之间的转换。

◇正视 IT 技术造成的超负荷工作和压力增大，采取相应措施

要重视由信息系统化和网络化发展引起的工作量和压力增大。要采取相应措施防止 IT 技术造成超负荷工作或对员工的身心健康带来不良影响。为了不让手机和电子邮件侵犯员工的个人自由、影响家庭生活，应与雇主明确商定手机、电子邮件等信息工具的使用规则。

III 企业应该做什么？

◇关心员工的家庭生活和社区活动，缩短工作时间

在掌握和管理工作时间方面，要认识到员工除工作时间以外，还需要做家务的时间、生活必需活动（睡觉、吃饭等）的时间以及自由时间。遵照厚生劳动省《规定时间外劳动削减大纲》中的指示，保障创造性的自由时间，充实员工的家庭生活，敦促员工参加社区活动，保障员工的身心健康和创造力，创造舒适的工作环境，并从以上角度出发，缩短工作时间。

◇根据工作总量制订用人计划，合理配置员工，不依赖经常性加班

以减少加班时间、不依赖经常性加班为原则，根据工作量制订用人计划，适当配置包括预备人员在内的工作人员，修改不合理的上班制度。加班的本来目的是为特殊业务需求而临时性、暂时性地增加工作量，应避免习惯性、制度性的加班。

◇绝对禁止无偿加班，尽量避免假日加班

根据《劳动基准法》的规定，若超过一周40小时、一天8小时的法定工作时间，或在每周一天的法定休息日工作，用人单位要向员工支付通常薪金以上的增额工资。一旦违反，便构成不支付工资及不支付增额工资的双重违法行为，要被处以6个月以内的徒刑或3万日元以下的罚款。为了不让员工无偿加班，用人单位需牢记无偿加班属于企业犯罪，尽量遵纪守法、遵守公司规定、合乎职场伦理道德。

◇要以员工能够全部取得年假为前提，修改用人计划，整顿业务体制

在促进员工取得年假方面，要在保证员工获得完整年假及长期连续休假且休假者的工作有他人来完成的前提下，重新考虑用人计划、整顿业务制度。尽量设立劳资双方参与的委员会，适当检查带薪年假的休假情况，积极鼓励员工休假。

◇防止因超负荷工作造成的身心健康障碍和过劳死

为了防止因超负荷工作危害员工身心健康，导致过劳死或过劳自杀，企业应掌握所有部门每个员工的工作情况。特别要注意上班时间不规律、工作时间过长、出差频仍、倒班制、上夜班、易引起精神紧张的职业的情况，不要让员工长时间积累疲劳，要格外注意员工的身心健康状况。

◇在开展国外业务的过程中要遵守国际劳动标准

不论国家和地区，在国外开展业务的过程中，要遵守国际劳动标准，不要为了追逐利润，以低廉的工资让当地劳动者在环境恶劣的血汗工厂工作。

Ⅳ 应该如何修改法律和制度？

◇重新审视"三六协议"的有效性，原则上将一天加班时间的上限设为 2 小时

尽管"三六协议"规定，工会有权对规定时间外的工作（加班）和节假日加班进行监督，然而，工会的存在并未起到任何作用，企业在工作日及节假日加班这个问题上拥有近乎无限的权力。换言之，"三六协议"形同虚设，其根本原因在于，《劳动基准法》只规定矿山作业等对员工健康极为有害的工种"一天加班不得超过 2 小时"，对其他职业并没有做出具有法律强制力的规定。

在本书第四章，我们曾提到厚生劳动省制定了《防止过重劳动造成健康危害的综合措施》，其中指出，假如每月加班时间超过 45 小时，员工应就职场健康管理状况接受产业医生的建议和指导。这意味着，若平均每天加班时间超过 2 小时，就可能出现健康管理方面的问题。实际上，过度加班带来的不仅是健康问题，考虑到个人生活和家庭生活，如果平均每天加班超过 2 小时，员工就无法过上有品质的生活，也无法实现工作与生活的平衡。

从上述这些角度考虑，应废除将八小时工作制变成一纸空文的《劳动基准法》"三六协议"，制定新法律，并从原则上将一天加班时间的上限规定为 2 小时。

◇敦促员工休完带薪年假，批准 ILO 第 132 号条约，引进连续休假制度

关于带薪年假，日本法律规定，第一年度连续上班 6 个月可以享受 10 天带薪休假；连续上班到 2 年零 6 个月时，每一年追加 1 天带薪休假；以后每一年追加 2 天；连续工作到 8 年零 6 个月时，带薪年假达到 20 天，以后每年最多能得到 20 天的带薪休假。但实际上，员工仅能获得其中的一半不到（2004 年度获得的年带薪休假的比例仅为 47%）。

应对现行制度做出修改，使其更加简单易懂：第一年给予 24 天带薪休假，只要在同一雇主之下连续工作一个月，就可平均每月给予 1/12（2 天）的带薪休假。与此同时，禁止将病假与带薪年假相抵，禁止公司收购员工的年带薪休假。

在国土交通省的网站上专门开辟有鼓励"悠闲休假"的网页，其中介绍了被称为"悠闲休假的国际水准"的 ILO 第 132 号条约，该条约规定，每年带薪休假最少为两个连续的工作周（10 天，加上周末就是 14 天）。除此以外，该网站还以父子对话的形式解说道："既然人们经常谈论全球化，那么日本的休假制度是不是也应向国际水准靠拢呢？"的确，日本也应向 ILO 看齐，制定能让员工获得连续休假的制度。

◇为营业时间设置社会标准，禁止无限制地延长营业时间

近年来，大部分便利店已经开始实行 24 小时（全天）营业。

不仅如此，超市、专卖店、其他小卖店也延长了营业时间，24小时营业的商店逐渐增多，有些百货商店也开始12小时营业。延长营业时间已成为不可阻挡的趋势。很多赌博机商店最近开始营业到晚上11点。总体来说，由于放松了相关管制，商家只要向都道府县或政令指定城市备案，就可以延长营业时间，事实上不受任何法律的约束。

在放松管制的潮流的影响下，就连制定了《闭店时间法》的德国也出现了营业时间延长的趋势。不过，尽管如此，在星期天、节假日以及工作日的晚上8点至第二天早上6点这一时间段都是禁止营业的。在这一点上，与几乎不受限制的日本相比，德国的管制还是相当严格的。

虽然要想在日本引进德国式的时间管制还很困难，但是，为了保护员工的身体健康、周围的生活环境以及个体经营者的利益，也应采取一定社会性措施，限制便利店、超市和量贩店的深夜营业和24小时营业。

◇不实行可能会导致工作时间延长的夏令时

中央环境审议会地球环境分会提议引进夏令时（从4月至10月，将时针拨快一小时，将白昼时间延长）以应对全球气候变暖。但是，对日本企业界来说，基本上只有开门时间而没有关门时间。如果实施了夏令时，开门时间提前一小时，关门时间却与以前相同，那么总工作时间就会延长一小时。从前，零售业和服务业就是通过推迟关门时间的方式来延长营业时间的。如果提前开门，就意味着既延长了营业时间，又延长了工作时间。为了避免上述情况，还是不引进夏令时为好。

◇增加劳动基准监督官的人数，加强劳动基准监督署的监督指导

最近，厚生劳动省通过都道府县劳动局和劳动基准监督署加强了对不支付加班费（无偿加班）行为的纠正教育。尽管如此，纠正教育的实施比例过低，而违法行为却愈演愈烈。1948 年，在《劳动基准法》刚刚制定不久的时候，劳动基准监督官的人数为 2481 人，2003 年增长到了 3623 人。然而在此期间，被监督的企业却增加了 10 倍以上。1948 年，《劳动基准法》对企业违法行为的监督实施率为 36%，而最近的实施率还不到 5%，有的年份甚至不到 4%。按照 4% 的实施率，要完成对全部企业的监督需要花费 25 年。这样很难对企业的违法行为起到监管作用。

不仅是无偿加班问题，劳动基准监督署若想加强对所有违反《劳动基准法》的行为的教育和监督，就必须大量增加劳动监督官的人数。

以上，笔者就如何防止过劳死和过劳自杀提出了一些指导性意见和应对措施，其中也包含一些常识性措施。可以预想，要想实施或实现其中的任何一条都将面临种种困难和阻力。但是，只

要提出意见的人越来越多，制度终究会被改变。而且，一旦曾经充满种种问题的制度开始改变，很多昨天还很难做到的事情，或许明天就能成为现实。

2004年8月，关西电力美浜核电站（日本福井县美浜町）发生配管破损事故，造成5人死亡、6人负伤。事故原因是关西电力根据公司自有的标准实行安全管理。此事激起了关于加强建设全国统一的核电站安全标准的呼声。JR西日本宝冢线（福知山线）的列车出轨事故造成107人死亡、500多人受伤。究其原因，还是公司优先利润、忽视安全的经营理念出了问题。此事发生后，铁路运输部门意识到制定全国性铁路交通安全标准的必要性。若没有大量牺牲者出现，制度就得不到改进，这说起来让人十分汗颜。然而，悲剧让人们意识到制定统一的安全标准是有必要的，并且推动了这种标准的实现，从这个角度来说，它并不是没有意义的。

工作时间也是一样。许多人因为没有遵守劳动标准而丧生或遭受损失。从这一点来说，前述防止超负荷工作的方针和措施，归根到底就是"对人们的工作方式和雇主的用工方式制定一定的标准，以便人们能过上有人情味的生活"。

回首过去，在20世纪80年代的泡沫经济时期，日本人由于工作过度，纷纷从一种"过热"（over heat）状态走向"透支"（burn out）状态。后来，泡沫破灭，经济陷入长期萧条之中，至今依然停滞不前。经济状况迟迟不能恢复的主要原因是那些年富力强且有收入的人群因为工作太忙而没有时间消费。另外，由于筋疲力尽，人们的工作效率下降也是原因之一。要想刺激个人消费，必须使人拥有充足的闲暇时间。利用员工对失业的恐惧心理，迫使他们加大工作强度，这种做法不可能提高工作效率。要想在真正意义上恢复经济，就应该缩短工作时间，刺激个人消费，为员工创造轻松愉快的工作环境。

2004 年，日本经济新闻社以 2000 名评论员为对象，进行了一项名为"环境舒适的公司"的问卷调查，并得到了其中 855 人的回答。这次调查提前设置了 30 个提问项，关于"工作环境舒适度"最应具备的条件是什么，回答者的答案如下：排名第一的是"获得带薪年假的难易程度"（49%），排第二的是"实际工作时间是否合法、公平"（42%）（《日经产业新闻》，2004 年 6 月 22 日）。

从上述调查结果可以看出，对今后的日本来说，要想维持经济稳定，必须阻止过劳现象的发生，创造出没有无偿加班和过劳死、工作方式合理、员工生活充实的社会，这一点至关重要。

后　记

　　笔者决心写作此书的契机有三。其一是为了那些即将毕业、走向社会的大学生。眼下，日本经济回暖，大企业的经营状况也明显出现改善的迹象，与前段时间所谓的"超冰河期"比起来，大学毕业生的就业状况有所好转。虽说如此，现在就业难的问题并没有实质性的改观。大学生们通过互联网，先向七八十家希望就职的用人单位报名，再参加二三十家公司或政府机关的招聘会，投递相应数量的应聘申请表（个人简历），然后通过其中一部分单位的资格审查和笔试，最后参加面试。经过半年多的忙碌，能够收到一两份录用通知就算是万幸了。与男大学生相比，女大学生找工作更困难，拿到录用内定通知的时间也更晚。

　　其中，也有不少大学生经过长期求职还是找不到满意的工作，无奈之下只得做自由职业者。在这种情况下，即便和全职员工一样工作，辛苦一年的收入也不到 200 万日元。这点收入就连养活自己都是很困难的。

　　即便幸运地被自己喜欢的公司录用，等待他们的却是非常辛苦的长时间工作，每周工作时间超过 50 小时，甚至 60 小时。受不了辛苦的工作，一两年之后就跳槽或者转为自由职业者的人也不在少数。

从性别和年龄层来看，工作最辛苦的是 30 多岁的男性员工。他们平均每周工作 50 小时，且每 4 人里约有 1 人（占整体的 24%）每周工作 60 小时以上（日本总务省"劳动力调查"2004 年平均）。一想到有些上过笔者讨论课的毕业生也在从事这种长时间工作，就感到十分痛心。可以说，正因为对在校生和毕业生怀抱着这些感受，笔者才决心写作本书。

其二，受一位三十多年前毕业的学生之邀，自 2003 年秋到 2004 年春，笔者在大阪损失赔付保险公司为其职工团体做了一系列的讲座。本书的雏形便是我在这次讲座中的五份讲义——第一次是"人类的发展与工作时间的限制和缩短"；第二次是"雇佣关系的不断恶化与工作时间的两极分化"；第三次是"IT 技术对工作时间的影响及数据化压力"；第四次是"对于无偿加班的告发和纠正案例突然增多"；第五次是"过劳死和过劳自杀在全世界蔓延"。

在这几次校外授课的过程中，笔者听说了所谓的"萤火虫一族"。由于超负荷工作和无偿加班引起舆论的不满，日本厚生劳动省加强了监督。在这一背景下，每天晚上九点以后天花板上的电灯会被强制关闭。但企业员工却借着电脑画面的亮光和充电式台灯在单位加班，这就是"萤火虫一族"。另外，笔者还听说，在工作人员只减不增的单位，由于被迫削减加班时间，单位提出

"谁加班说明谁没有能力"的说法，并以此给员工施加压力。笔者还听说有的公司在征得本人同意的基础上，对负责日常事务的员工（女性事务员）实行没有奖金和退休金、时薪为 1400～2500 日元的计时薪酬制。这些发生在金融领域的事例让人体会到统计资料中所没有的现场感。

其三是十几年来笔者翻译过的著作，其中有朱丽叶·B. 斯格尔的《过度劳累的美国人》（1993 年）和《浪费的美国人》（2002 年），以及吉尔·A. 弗雷泽的《令人窒息的办公室，被迫工作的美国人》（2003 年）。这些外文文献既对遍及世界的过劳现象进行了思考，又在此基础上提供了珍贵的信息和视角。笔者在与青木圭介、川人博、成濑龙夫、肥田美佐子等人合作翻译的过程中，互相交流意见，受益匪浅。

在本书中，笔者将现在这个时代定义为"过劳的时代"，并将造成这一社会现象的主要原因判断为"全球化资本主义""信息资本主义""消费资本主义"和"自由职业者资本主义"。若说本书的视角有任何创新和现实意义，也应归功于朱丽叶·B. 斯格尔和吉尔·A. 弗雷泽的研究成果，在此对两位作者表示感谢。与此同时，关于"自由职业者资本主义"，仲野组子的《美国的非正式雇佣》（樱井书店，2000 年）对本书启示良多。

在本书成书之际，还有其他很多人曾给予笔者宝贵的帮助和建议。大阪过劳死问题联络会的松丸正律师和岩城穣律师帮助笔者获得了许多关于过劳死工伤申请和诉讼的资料。大阪劳动健康安全中心则提供了很多工伤方面的资料。

在笔者的研究过程中，关西大学经济系的各位教职员工给予了各种各样的帮助，在此表示感谢。以在职人员为主的研究生所做的课堂演讲也对笔者有所启发。基础经济科学研究所关于"人类发展经济学"的讨论是笔者三十多年研究工作的源泉之一。

山崎怜先生是笔者大学时期的恩师，池上惇是笔者研究生时期的恩师。劳务领域并非笔者的专业，对笔者来说，能在这本新书中提出自己的见解相当不易，所以希望借此机会向两位恩师进行汇报。

迄今为止，岩波书店的上田麻理女士一直负责编辑笔者的翻译作品和小册子，特别在出版本书之际更是付出了艰辛的努力。上田女士是真正的工作狂，对"过劳"这个问题有自己的独到见解，也为笔者提供了很多有益的建议。在这本新书的出版计划通过后不久，笔者就被选为关西大学的经济系主任，工作比以前更忙了。可以说，这本书是在笔者和上田女士两个"工作狂"的探讨过程中诞生的，毫无疑问是"过劳"的结晶。正因如此，这本书包含了很多个人的真实感受。

最后，在个人方面，笔者的妻子、岳母以及孩子们也以各种形式为笔者提供了很多帮助，在此也对他们表示感谢。

森冈孝二

2005 年 7 月

附　录

参考文献

一、书籍、论文部分

* 日语文献按照五十音图顺序排列，外文日译文献的括号内是原书出版年，官方资料省略了 URL，英文文献按照 ABC 顺序排列。

1. ILO 条约推进会：《用国际劳动标准改变日本》，大月书店，1998 年

2. J. 阿塔利：《时间的历史》，藏持不三也译，原书房，1986（1982）年

3. 足达英一郎："中国日企的 CSR 风险"，2005 年 1 月

   http://www.csrjapan.jp/research/newsletter/index.html

4. 池上惇、二宫厚美编著：《人类发展和公共性经济学》，樱井书店，2005 年

5. 池泽夏树：《白头翁和催债人》，朝日新闻社，1998 年

6. 上原隆：《朋友们都比我过得好》，幻冬社，1999 年

7. T. B. 凡勃仑：《有闲阶级论》，高哲男译，筑摩书房，1998（1899）年

8. NHK 广播文化研究所舆论调查部：《生活时间的国际比较》，大空社，1995 年

9. NHK：《国民生活时间调查》，1970 年，2000 年

10. 大阪过劳死问题联络会编：《Q&A 过劳死、过劳自杀 110》，民事法研究会出版社，2003 年

11. 大泽真理：《超越以企业为中心的社会——从"性别"角度解读现代日本》，时事通信社，1993 年

12. 大野正和:《过劳死、过劳自杀的心理和职场》,青弓社,2003 年

13. 冈村亲宜:《过劳死和过劳自杀救助的理论和实践》,旬报社,2002 年

14. 小仓一哉、藤本隆史:"日本的长时间劳动、无工资劳动时间的实际情况和实证分析",劳动政策研究及进修机构"劳动政策研究报告书"第 22 号,2005 年

15. 小贯雅男:《菜园家庭革命》,社会思想社,2001 年

16. 小贯雅男、伊藤惠子:《连接森林和大海的菜园家庭——21 世纪的未来社会论》,人文书院,2004 年

17. 角桥彻也:"荷兰的男女平等社会现实",《经济》,2001 年 4 月

18. 过劳死律师团日本全国联络会编:《KAROSHI "过劳死"》,窗社,1990 年

19. 川人博:《过劳自杀》,岩波新书,1998 年

20. 关西大学:《平成十二年度学生生活实际情况调查》
http://www.kansai-u.ac.jp/gakusei/folder _6/h12/h12.html

21. 基础经济科学研究所编:《劳动时间的经济学》,青木书店,1987 年

22. 熊泽诚:《能力主义和企业社会》,岩波新书,1997 年

23. 熊泽诚:"阶层化加剧背景下的劳动者形象",《职场的人权》,第 33 号,2005 年 3 月

24. J.M.凯恩斯:"我们后代在经济上的可能性",宫崎义一译,《凯恩斯全集》第 9 卷,东洋经济新报社,1981(1930)年

25. 经济产业省:"商业统计速报",2004 年

26. 经济产业省:"2003 年度海外事业活动基本调查结果概要",2005 年 3 月

27. 经济编辑部编:"逐渐崩溃的工作和生活",新日本出版社,2004 年

28. 厚生省:《平成元年人口动态社会经济面调查报告：壮年期死亡》，厚生统计协会，1991 年

29. 厚生劳动省:《每月劳动统计调查》

30. 厚生劳动省:《工资结构基本统计调查》，2001 年

31. 厚生劳动省:"规定时间外劳动削减要纲"，2001 年 10 月

32. 厚生劳动省:《劳动经济白皮书》，2001 年版，2002 年版

33. 厚生劳动省:《防止过重劳动造成健康危害的综合措施》，2002 年 2 月

34. 厚生劳动省:"无工资加班综合对策要纲"，2003 年

35. 厚生劳动省:"第三次工作与生活协调研究讨论会及相关资料（英国贸易产业部的措施）"，2003 年 12 月

36. 厚生劳动省:"关于平成十五年就业形态多样化的综合实际情况调查结果概况"，2004 年

37. 厚生劳动省:《厚生劳动白皮书》，2003 年，2004 年

38. 厚生劳动省:"平成十五年技术革新和劳动的实际情况调查结果"，2004 年 8 月

39. 厚生劳动省:"通过监督指导对无工资加班的处理结果"，2004 年 9 月

40. 厚生劳动省:"对心脑疾病及精神障碍等工伤的补偿情况"，2004 年，2005 年

41. 厚生劳动省:"派遣制员工增加至 236 万人"，2005 年 2 月

42. 国土交通省:"关于平成十五年度的快递服务"，2004 年 6 月

43. 国民生活审议会综合计划小组就业、人才、信息化委员会报告:"工作方式和生活方式的变革"，2002 年 7 月

44. M.萨林斯：《石器时代的经济学》，山内昶译，法政大学出版局，1984（1972）年

45. 日本最高法院："电通青年员工过劳自杀事件的判决"，2003 年 3 月 24 日 http://www.campus.ne.jp/labour/hanrei/Attention /dentuu_saikousai.html

46. 樱井纯理：《是什么驱使工薪阶层过度劳动？》，学文社，2002 年

47. 岛本慈子：《解雇报道——我国正在发生的事》，岩波新书，2003 年

48. 清水耕一："法国 35 小时工作法的性质和意义"，同志社大学《经济学论丛》第 54 卷第 4 期，2003 年 3 月

49. 朱丽叶·B.斯格尔：《过度劳累的美国人——业余时间出人意料地减少》，森冈孝二、成濑龙夫、青木圭介、川人博译，窗社出版，1993（1992）年

50. 朱丽叶·B.斯格尔：《浪费的美国人——连不需要的东西都想要？》，森冈孝二监译，岩波书店，2000（1998）年

51. 新闻赤旗国民运动部编：《揭发"做不完的工作"和过劳死》，新日本出版社，2003 年

52. 日本总务省：《社会生活基本调查》，1991 年，2001 年

53. 日本总务省：《就业结构基本调查》，2002 年

54. 日本总务省：《居民基本台账人口移动报告年报 平成十五年统计表》，2004年 3 月

55. 日本总务省：《信息通信白皮书》，2004 年，2005 年

56. 大东文化大学：《平成十五年度学生生活问卷调查》 http://www.daito.ac.jp/kouhou/date/anke.htm

57. 田中夏子、杉村和美：《与慢节奏的工作方式相遇》，岩波书店，2004 年

58. 田中重人："男女共同参与的社会的可实现性"，《季刊家庭收支经济研究》，第 60 期，2003 年 10 月

59. 角山荣：《钟表的社会史》，中公新书，1984 年

60. 岛村菜津：《慢食人生！——从意大利人的饭桌说起》，新潮文库，2003 年

61. J. S. 杜森贝利：《收入、储蓄、消费者行为理论》，大熊一郎译，严松堂，1969（1949）年

62. R. 多尔：《劳动的本质——全球化及工作的新内涵》，石冢雅彦译，中公新书，2005 年

63. 日本内阁府国民生活审议会：《国民生活白皮书》，2003 年，2004 年

64. 中山和久：《ILO 条约和日本》，岩波新书，1983 年

65. 仲野组子：《美国的非正式雇佣——发达国家的裁员和职场劳务情况》，樱井书店，2000 年

66. 日本经营者团体联盟：《新时期的"日本式经营"》，日本经营者团体联盟出版局，1995 年

67. 日本农商务省工商局：《职工工作现状》上，犬丸义一校，岩波文库，1998（1903）年

68. 坂东兴：《心脏外科医生》，岩波新书，1999 年

69. 乔安娜·朴：《企业人摧毁企业——工作与生活平衡的建议》，朝日新闻社，2002 年

70. 吉尔·A. 弗雷泽：《令人窒息的办公室，被迫工作的美国人》，森冈孝二监译，岩波书店，2003（2001）年

71. C. 布罗德：《技术压力》，池央耿、高见浩译，新潮社，1984（1984）年

72. 杰弗里·M. 霍吉逊：《经济学和乌托邦——社会经济体系的制度主义分析》，若森章孝、小池渺、森冈孝二译、密涅瓦书房，2004（1999）年

73. 细川汀：《生命宝贵——工伤职业病·走遍日本》，文理阁，1999 年

74. M. 怀特：《工作时间——评价其缩短的可能性》，水野谷武志、伊藤阳一译，梓出版社，1996（1987）年

75. 本多淳亮、森冈孝二编：《没有"无偿加班"的社会——反思当代日本的工作方式》，劳动旬报社，1993 年

76. 横田增生：《Amazon.com 的光与暗——卧底采访报道》，信息中心出版局，2005 年

77. 卡尔·马克思：《资本论》第 1 卷，上，下（"马克思全集" Ⅳ、Ⅴ），今村仁司、三岛宪一、铃木直译，筑摩书房，2005（1867）年

78. 宫内义彦：《经营论》，东洋经济新报社，2001 年

79. 森冈孝二：《以企业为中心的社会时间结构——生活摩擦的经济学》，青木书店，1995 年

80. 森冈孝二：《日本经济的选择——问企业如何经营》，樱井书店，2000 年

81. 森冈孝二、杉浦克己、八木纪一郎编：《构思 21 世纪的经济社会》，樱井书店，2001 年

82. 森冈孝二："过劳死与过劳自杀的日美比较"，《劳动科学》第 59 卷第 6 期，2004 年 6 月

83. 森冈孝二："美国的劳动时间论争和过劳的实际情况"，《关西大学经济论集》，第 54 卷第 3—4 期，2004 年 11 月

84. 森冈孝二："现代资本主义的雇佣关系变化和市场个人主义"，《季刊经济理论》，第 42 卷第 1 期，2005 年 4 月

85. 森冈孝二："穷忙族——美国社会底层的人们"，《大阪保险医生杂志》，2005 年 6 月

86. 森永卓郎：《在年薪 300 万日元的时代生活的经济学》，光文社，2003 年

87. 八代尚宏：《劳务改革的时代——工作方式如何改变》，中公新书，1999 年

88. 山崎喜比谷："白领阶层疲劳和压力增大的现象与生活方式的关系"，《日本劳动研究杂志》，第 389 期，1992 年

89. 山田昌弘：《单身啃老族的时代》，筑摩新书，1999 年

90. R.B. 赖克：《胜者的代价——新经济的深渊和未来》，清家笃译，东洋经济新闻社，2002（2001）年

91. 员工招聘研究所："非典型雇佣劳动者调查 2001"，2001 年
http://www.works-i.com/pdf/4htk.pdf

92. G. 理查：《麦当劳化的社会》，正冈宽司监译，早稻田大学出版部，1999（1993）年

93. 联合总研："IT 工作和职场结构所受影响的调查"，2003 年 5 月

94. 劳动政策研究与进修机构：《商务劳务动向》，2004 年 6 月刊，2005 年 6 月刊

95. I. 沃德："社区化美国企业"，斋藤香具美译，《世界外交论衡》，2002 年 3 月

96. 胁田滋：《派遣工与合同工的工作规则》，旬报社，2002 年

97. 渡边正裕：《这就是我想工作的公司》，幻冬社，2004 年

98. Benner, C. and A. Dean (2000) "Labor in the New Economy: Lessons from

Labor Organizing in Silicon Valley ", in C. Francoise J.,M. Ferber, L. Golden and S. A. Herzenberg eds., *Nonstandard Work: The Nature and Challenges of Emerging Employment Arrangements,* Cornell University Press.

99. Bluestone, B. and S. Rose (2000) "The Enigma of Working Time Trends ", in L. Golden and D. M. Figart eds., *Working Time: International Trends , Theory and Policy Perspectives,* London and New York, Rouledge.

100. Bowles, S. and Y. Park (2001) "Emulation, Inequality and Work Hours: Was Thorstein Veblen Right?", Amherst U. Mass Working Paper.

101. Current Population Survey (2001) "Contingent and Alternative Employment Arrangements," Table 5.

102. Dore, R. (2004) "New Forms and Meanings of Work in an Increasingly Globalized World ", ILO

    <http://www.ilo.org/public/english/bureau/inst/download/dore.pdf>

103. Epstein,C. F. and A. L. Kalleberg (2004) *Fighting for Time: Shifting Boundaries of Work and Social Life,* Russell Sage Foundation, New York.

104. European Labor Force Survey (2004) "Usual Hours Worked per Week, 2003 ".
    <http://www.eds-destatis.de/en/downloads/sif/nk_04_14.pdf>

105. Evans, J. M., D. C. Lippoldt and P. Marianna (2001) "Trends in Working Hours in OECD Countries", Labor Market and Social Policy: Occasional Papers No. 45.

106. Garson, B. (1998) *The Electronic Sweatshop: How Computers are Transforming the Office of the Future into the Factory of the Past,* Penguin

Books, New York.

107. Hazards (2003) "Drop Dead", No. 83, July-Sept.

    <http://www.hazards.org/workedtodeath>

108. ILO (1999) "Americans work longest hours among industrialized countries,
    Japanese second longest", ILO News 6 September.

109. Jacobs, J. A. and K. Gerson (2004-a) *The Time Divide: Work, Family, and
    Gender Inequality.* Harvard University Press, Cambridge, Massachusetts.

110. Jacobs, J. A. and K. Gerson (2004-b) "Understanding Changes in American
    Working Time: A Synthesis", in (Epstein and Kalleberg eds. 2004).

111. Messenger J. C. (2004) *Working Time and Workers' Preferences in
    Industrialized Countries: Finding the Balance,* Routledge, London and New
    York.

112. Morioka, Koji (2004) "Work Till You Drop", New Labor Forum, Vol. 13, March.

113. Oliver, N. and B. Wilkinson (1992) *The Japanization of British Industry: New
    Developments in the 1990s,* Blackwell Publishers; 2nd edition.

114. Reiss, M. (2002) "American Karoshi," *New Internationalist*, March, 2002.

115. Shipler, D. K. (2004) *The Working Poor: Invisible in America,* New York,
    Random House Inc.

116. Yano Maskazu (2004) "Can Japanese Families Change Their Lifestyle?", in
    ILO (2004) Work in the Global Economy: Papers and Proceedings of an
    international symposium.

二、参考网站

117. ILO（国际劳工组织） http://www.ilo.org/

118. ILO 驻日办事处

　　http://www.ilo.org/public/japanese/region/asro/tokyo/index.hlm

119. 厚生劳动省　http://www.mhlw.go.jp/

120.《劳动基准法》 http://www.houkou.com/00/01/S22/049.HTM

121. 全国劳动基准监督署地址介绍

　　http://www.mhlw.go.jp/bunya/roudoukijun/loation.html

122. 国土交通省："悠闲休假"

　　http://www.mlit.go.jp/sogoseikatsu/kanko/vacation

123. 内阁府国民生活政策主页　http://www5.cao.go.jp/seikatsu/index.html

124. 劳动力调查（总务省统计局）　http://www.stat.go.jp/data/roudou/

125. 中央工伤预防协会　http://www.jisha.or.jp

126. 独立行政法人劳动者健康福利机构　http://www.rofuku.go.jp

127. 独立行政法人劳动政策研究进修机构　http://www.jil.go.jp/

128. 财团法人社会经济生产力本部　http://www.jpc-sed.or.jp/

129. 心理健康研究所　http://www.js-mental.org/

130. 财团法人劳动科学研究所　http://www.isl.or.jp/top.html

131. 法政大学大原社会问题研究所　http://oohara.mt.tama.hosei.ac.jp/

132. 联合（日本工会总联合会）　http://www.jtuc-rengo.or.jp/new/index.html

133. 全劳联（全国工会联合会）

　　http://www.zenrouren.gr.jp/jp/index.html

134. 日本经团联（社团法人日本经济团体联合会）

　　　http://keidanren.or.jp/index j.html

135. 劳务安全信息中心　http://www.campus.ne.jp/Labor/

136. 维护劳动者生命与健康全国中心　http://inoken.gr.jp

137. 日本劳动律师团　http://homepage1.nifty.com/rouben/

138. 过劳死 110（过劳死律师团全国联络会议办事处）　http://karoushi.jp/

139. 大阪过劳死问题联络会

　　　http://homepage2.nifty.com/karousirenrakukai/index.htm

140. 大阪反思过劳死家庭会　http://www.geocities.jp/kitazin2000/

141. 劳动基准市民监察员　http://www.004.upp.so-net.ne.jp/rouki/index.html

142. 缩短工作时间研究所　http://www.jitan-after5.jp/index.hmtl

143. 派遣制员工的烦恼 110（民主法律协会派遣劳务研究会）

　　　http://www.asahi-net.or.jp/ ~ RBIS -WKT/index hkn.htm

144. 胁田滋　http://www.asahi-net.or.jp/ ~ RBIS -WKT

145. 日本雅虎新闻 "无偿加班"

　　　http://daily news.yahoo.co.jp/fc/domestic/overtime_ without_ pay/

写在岩波新书新赤版第 1000 部出版之际

　　一个时代结束了——人们这样说已经很久了。但是，今后又将是怎样的时代呢？我们甚至连它的轮廓都描画不出来。从 20 世纪带来的许多课题还未能找到解决的办法，21 世纪又出现了不少新的问题。国际资本主义的渗透，连续不断的仇恨，暴力的回应——世界处于混沌和严重的不安之中。

　　在现代社会，变化已是常态，快而新带来绝对的价值。消费社会的深化和信息技术的革命消除了各种界限，已经彻底改变了人们的生活方式和交流方式。生活方式越来越多样化，一个人人都可以选择各自的生存方式的时代已经到来了。但同时新的不平等也产生了，各个阶层的龟裂和分化越来越严重了。人们对社会和历史的认识开始动摇，对于普遍性的理念产生根本性的怀疑，对于改变现实的无力感在悄悄蔓延。一个任何人都感觉难以生存的时代已经到来了。

　　然而，在日常生活的各种场合，通过争取并实践自由和民主主义来超越这种闭塞、开启一个希望的时代，也不是不可能的。为此，我们现在应该做的，就是在个人与个人之间不断地进行对话，每一个人都坚持不懈地思索：要想像真正的人一样生活，我们需要哪些条件？我们认为，只有文化修养能成为这种探索的食粮。历史是什么？怎样才能更好地生存？世界以及人类应该向何处去？——正是对这些根源性问题的不断探索造就了文化和知识的厚重，化为修养且作为基础支撑着个人和社会。诚然，岩波新书自创刊以来一直追求的，就是为修习这些文化知识指引方向。

岩波新书赤版创刊于 1938 年 11 月，中日战争已酣之际。其发刊词主张，因为忧虑日本的不遵循道义精神的行为，因为要告诫人们还欠缺批判精神和富有良心的行动，所以这套丛书将以培养现代人的现代性修养为目的。后来又出版了青版、黄版、新赤版，总计 2500 多部作品。今天我们迎来了新赤版的第 1000 部作品。以此为契机，我们将再次确认人们对理性和良知的信赖，抱着继续培育被理性和良知所验证的文化的决心，装帧新版本，踏上新的征程。我们热切希望一册册新书带来的新风能吹到尽可能多的读者身边，并能丰富人们对于充满希望的新时代的想象。

2006 年 4 月

图书在版编目（CIP）数据

　　过劳时代 ／（日）森冈孝二著；米彦军译．－－北京：
新星出版社，2019.1
　　ISBN 978-7-5133-3128-9

　　Ⅰ．①过…　Ⅱ．①森…　②米…　Ⅲ．①疲劳（生理）-
关系-社会学-研究　　Ⅳ．① R442.9 ② C91

　　中国版本图书馆 CIP 数据核字（2018）第 154756 号

过劳时代
[日]　森冈孝二　著
米彦军　译

责任编辑　汪　欣
特邀编辑　高　云
装帧设计　周伟伟
内文制作　李　娜　代丽丽
责任印制　史广宜

出　　版　新星出版社　　www.newstarpress.com
出 版 人　马汝军
社　　址　北京市西城区车公庄大街丙 3 号楼　　邮编 100044
　　　　　电话（010）88310888　　传真（010）65270449
发　　行　新经典发行有限公司
　　　　　电话（010）68423599　　邮箱　editor@readinglife.com
印　　刷　山东鸿君杰文化发展有限公司
开　　本　787 毫米 ×1092 毫米　　1 / 32
印　　张　8.25
字　　数　162 千字
版　　次　2019 年 1 月第 1 版
印　　次　2019 年 5 月第 3 次印刷
书　　号　ISBN 978-7-5133-3128-9
定　　价　45.00 元